Eric N. Franklin

BECKENBODEN Power

Bibliografische Information der Deutschen Nationalbibliothek
Die Deutsche Nationalbibliothek verzeichnet diese Publikation in der Deutschen Nationalbibliografie. Detaillierte bibliografische Daten sind im Internet über http://d-nb.de abrufbar.

Für Fragen und Anregungen
info@m-vg.de

Wichtiger Hinweis
Dieses Buch ist für Lernzwecke gedacht. Es stellt keinen Ersatz für eine individuelle medizinische Beratung dar und sollte auch nicht als solcher benutzt werden. Wenn Sie medizinischen Rat einholen wollen, konsultieren Sie bitte einen qualifizierten Arzt. Der Verlag und der Autor haften für keine nachteiligen Auswirkungen, die in einem direkten oder indirekten Zusammenhang mit den Informationen stehen, die in diesem Buch enthalten sind.

Originalausgabe
1. Auflage 2024

Türkenstraße 89
80799 München
Tel.: 089 651285-0
Fax: 089 652096

Redaktion: Ulrike Reinen
Umschlaggestaltung: Karina Braun
Umschlagabbildung: shutterstock/Jacob Lund
Abbildungen im Innenteil: Franklin-Method
Satz: Satzwerk Huber, Germering
Druck: Florjancic Tisk d.o.o., Slowenien
Printed in the EU

ISBN Print 978-3-7423-2458-0
ISBN E-Book (PDF) 978-3-7453-2224-8
ISBN E-Book (EPUB, Mobi) 978-3-7453-2223-1

Eric N. Franklin

BECKENBODEN *Power*

Mit der bewährten Franklin-Methode
das Becken dynamisch und ganzheitlich
trainieren – für ein neues Körperbewusstsein

riva

INHALT

RÄTSELRATEN BECKENBODEN

Ich bin mitten in einem Beckenbodenkurs und übe mit den Teilnehmenden Aufstehen und wieder Hinsetzen als Beckenbodentraining für den Alltag. Ich stelle die Frage: »Dehnt sich der Beckenboden beim Aufstehen oder ziehen sich die Muskeln zusammen?« Unsicherheit zeigt sich auf den Gesichtern der Kursteilnehmer*innen. Ich wiederhole die Frage: »Was passiert beim Aufstehen: Dehnt sich der Beckenboden oder zieht er sich zusammen?« Das Urteil ist geteilt. »Er spannt sich«, »Er zieht sich zusammen«, »Beides«; es gibt auch viele Enthaltungen. Es ist nicht das erste Mal, dass ich diese Frage stelle. Ich weiß, dass die Antwort einige der Teilnehmer*innen verunsichert, vor allem diejenigen, die selbst Beckenbodentraining unterrichten. Dabei wäre alles so einfach, wenn man den Beckenboden wahrnehmen könnte und somit die Funktion der Muskeln und Gelenke klar wäre. Wer nicht spürt, der muss glauben, nämlich an die Wirksamkeit der angebotenen Übungen, und dies in einer Zeit, in der ohne Warentest nichts gekauft wird.

Der Beckenboden ist ein sagenumwobenes Gebiet, für viele immer noch ein Ort der Peinlichkeit, der verschwiegenen oder gar unterdrückten Gelüste. Beim einen zu schlaff, bei der anderen zu eng, aber selten in Balance. Hier sind die Regeln der Biomechanik aufgehoben, man verlässt sich auf das Hörensagen und doch erscheint der Beckenboden wie maßgeschneidert dem aufrechten Gang angepasst. Bis vor wenigen Jahrzehnten kaum relevant und in medizinischen

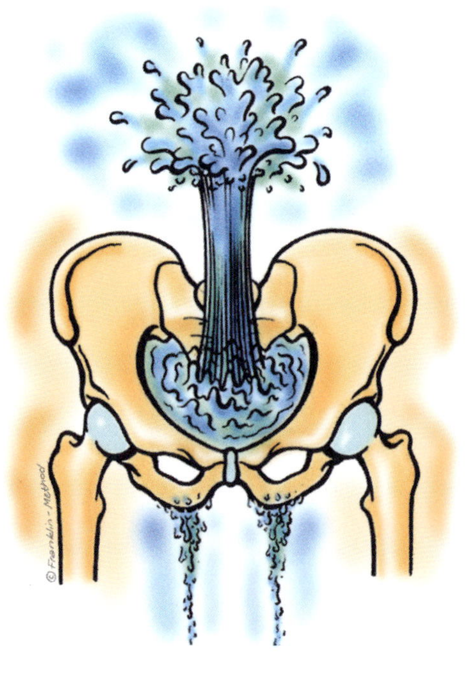

Der Beckenboden hat die emporschießende und aufrichtende Kraft eines Geysirs.

Fachbüchern versteckt, jetzt mit Aufmerksamkeit überhäuft, aber nach wie vor die Domäne der Frau – echte Männer essen keine Erdbeertorte und trainieren ihren Beckenboden nie. In diesem Buch wagt es ein Mann (der Autor), etwas über diesen Bereich mitzuteilen, obwohl er zugibt, in seinem Körper keine Geburt erlebt zu haben (höchstens auf symbolischer Ebene), aber mit Sympathie und eigener Beckenbodenwahrnehmung.

WAS DER BECKENBODEN LEISTET

Die Mehrheit der Bevölkerung hat irgendwann im Leben ein Rückenleiden. Kenntnis der Beckenbodenfunktion könnte einen großen Teil dieser Probleme mildern oder gänzlich lösen. Der Beckenboden ist wichtig für die Körperzentrierung, für das Gleichgewicht, für den Dialog mit der Schwerkraft, für die Stabilität des Beckens und für die Beweglichkeit des Hüftgelenks.

Nach esoterischer Tradition befindet sich hier das sogenannte Wurzelchakra, das Muladhara. Dieses Chakra ist das unterste von sieben (oder mehr) Energiezentren, die den Körper in aufsteigender Reihe durchlaufen und unser spirituelles Potenzial darstellen. Die Energie des Wurzelchakras beeinflusst neben dem Beckenboden auch die Beine und Füße – in diesem Punkt sind sich die esoterische Tradition und die Biomechanik einig. In östlichen Techniken geht es unter anderem um die Umwandlung der Beckenbodenenergie von einer rein körperlich orientierten zu einem Fundament des spirituellen Aufbaus. Im übertragenen Sinne ist das Muladhara »unsere Wurzeln, die Erde, auf der wir stehen«, so der berühmte Psychologe Carl Gustav Jung (*Die Psychologie des Kundalini-Yoga,* 1932).

Der Beckenboden hat zwei Hauptaufgaben: Er ist ein tragender Boden für die inneren Organe und ein Durchgang für die Harnröhre, die Sexualorgane, den Enddarm und natürlich bei der Geburt für das Baby. Ein guter Boden ist stark und undurchlässig, ein Durchgang ist offen. Die Aufgaben des Beckenbodens enthalten unmissverständliche Gegensätze, die nur mithilfe von genügend Elastizität und Anpassungsfähigkeit im Gewebe gelöst werden können. Ohne geistige Anpassungsfähigkeit hat es aber der Körper schwer mitzuhalten, denn Gedanken und Bilder, die wir in unserem Kopf generieren, sind eine Nonstop-Instruktion an den Körper – deshalb werden Übungen nach der Franklin-Methode mit vielen Imaginationen begleitet.

Der Beckenboden hat auch andere Verpflichtungen: Er spielt bei der Atmung mit und stabilisiert das Becken, vor allem das Darmbein-Kreuzbein-Gelenk (Iliosakralgelenk). Der Beckenboden spielt bei der koordinierten Auslösung von fast jeder Bewegung für das Gleichgewicht und für eine gute Körperhaltung eine entscheidende Rolle. Viele Rücken-, Knie- und Fußprobleme könnten durch ein bewusstes Training des Beckenbodens kuriert werden.

EVOLUTION DES BECKENBODENS

Der Beckenboden ist in der Evolutionsgeschichte noch recht jung. Erst der aufrechte Gang machte diese Einrichtung notwendig, denn beim Vierbeiner ist der Boden des Körpers die Bauchwand und die Vorderseite des Brustkorbs. Um zu verstehen, wie der Beckenboden zustande kam, visualisiere ich im Super-Zeitraffertempo die Entwicklung des Menschen aus dem Vierbeiner. Der Mensch ist im Prinzip ein Vierbeiner, dessen Beine horizontal nach hinten ausgestreckt sind, um dann den Körper um 90 Grad zu drehen und aufzurichten. Auf einmal ruhte das Gewicht der inneren Organe nicht mehr auf der Bauchwand, sondern im Becken. Damit unsere Gedärme nicht schmählich zu Boden fielen, musste der Schwanzmuskel, der bis dahin eher nach hinten orientiert war, eilig nach vorn gezogen werden, um den Beckenausgang zu verstärken. Zudem wurden die Muskeln, die ursprünglich den Schwanz bewegten, die Bänder und das Bindegewebe (Faszien) verstärkt. Über das Steißbein werde ich später noch ausführlicher sprechen, zunächst müssen Sie sich der Bedeutung von Bewegung und Imagination beim Training des Beckenbodens bewusst werden.

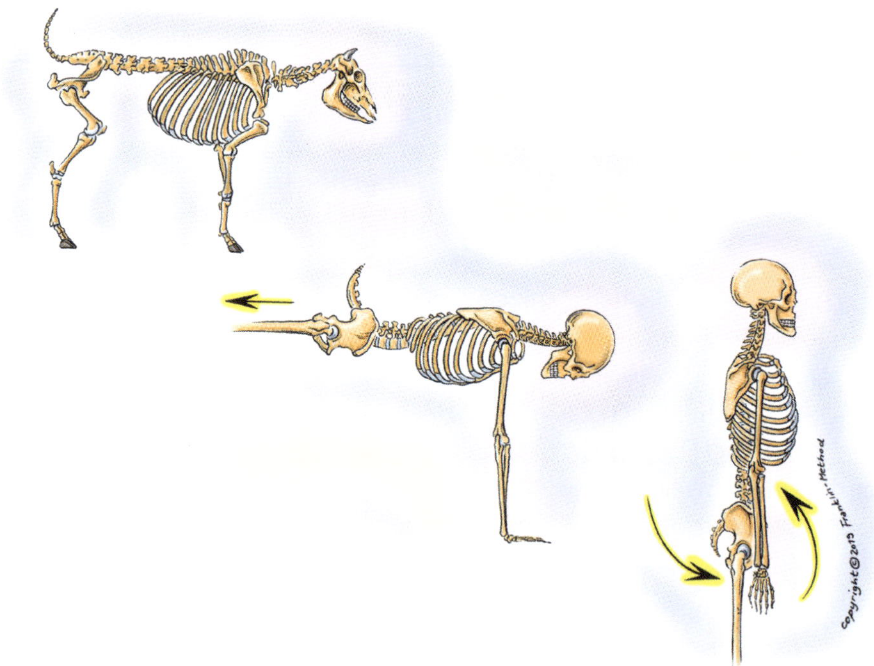

Vom Vierbeiner zum Zweibeiner

Die Sexualorgane befinden sich am Beckenboden. Gesundheit und Fitness unserer Sexualenergie ist für das erfolgreiche Ausführen unserer weltlichen Aktivitäten, für Wohlbefinden und Jugendlichkeit von entscheidender Bedeutung. Beckenbodentraining hilft bei der Potenz und steigert die Befriedigung beim Sex.

UNTERSCHIEDE ZWISCHEN MÄNNLICHEM UND WEIBLICHEM BECKEN

Das knöcherne Becken ist der Teil des Skeletts, der bei Mann und Frau am unterschiedlichsten ist. Sowohl das weibliche als auch das männliche Becken sind für den aufrechten Gang konzipiert. Das weibliche Becken, vor allem der Beckenausgang, ist jedoch außerdem für die Geburt adaptiert. Diese Aufgabe beeinflusst die Proportionen.

Das weibliche Becken ist allgemein etwas breiter und die Beckenschaufeln sind senkrechter, aber weniger hoch. Die Einbuchtung (Konkavität) des Darmbeins ist etwas weniger markant. Das männliche Becken ist »wuchtiger« gebaut. Der Übergang von der Wirbelsäule zum Kreuzbein beim fünften Lendenwirbel ist beim Mann breiter als bei der Frau. Das weibliche Kreuzbein *(Sacrum)* ist relativ zum Becken breiter als beim Mann. Das Schambein und die Schambeinfuge sind bei der Frau weniger hoch und die männliche Hüftgelenkspfanne *(Acetabulum)* ist relativ größer. Das männliche Kreuzbein ist im Allgemeinen etwas länger und schmaler als das weibliche, die unteren weiblichen Schambeinäste formen einen weiteren Bogen als beim Mann.

All diese Unterschiede können zusammengefasst so dargestellt werden, dass das männliche Becken länger und konischer geformt ist, während das weibliche Becken kürzer und eher zylindrischer ist.

Der Hauptunterschied zwischen dem männlichen und dem weiblichen Becken hat mit den Körperöffnungen zu tun. Im Beckenboden befinden sich bei Frauen drei, bei Männern lediglich zwei – bei der Frau kommt neben Harnröhre und After noch die Vagina hinzu. In dem Sinne (bitte keine Drohbriefe) ist der männliche Beckenboden evolutionär gesehen primitiver aufgebaut als der weibliche und etwas unbeweglicher. Der weibliche Beckenboden ist wegen der Gebärfähigkeit elastischer und neigt zur Abschwächung, der männliche neigt bei Trainingsmangel und Sitzüberfluss zu Unbeweglichkeit. Das Übungsprogramm ist in gewissem Maß schon vorgegeben: mehr Beweglichkeit für den Mann, Kraftaufbau für die Frau.

1

BECKENBODEN-TRAINING UND IMAGINATION

In diesem Buch kommen Bewegungs-, Vorstellungs- und Berührungsübungen vor. Diese drei Übungsformen in Kombination sind die Elitetruppe, mit der viele körperliche Probleme erfolgreich in die Flucht geschlagen werden können und durch die ein ganzheitlich gesundes Bewegungsverhalten aufgebaut wird. Dabei sollte kein kriegerisches Denken entstehen, im Gegenteil: Innenschau und Körperbewusstsein ist gefragt. Die Übungen in diesem Buch basieren auf der Franklin-Methode, die ich vor 30 Jahren begründet habe. Inzwischen gibt es verschiedene Studien, die deren Wirksamkeit bezeugen.

IMAGINATION – DIE BASIS DER FRANKLIN-METHODE

Imagination findet statt, wenn eine Wahrnehmung – also ein visuelles Bild, eine Bewegung, etwas, das ich höre – im Kopf generiert wird, ohne dass diese tatsächlich vorhanden ist. Diese selbst generierten Bilder und Metaphern haben eine Wirkung auf Bewegung und auch auf den psychologischen Zustand. Deshalb sage ich immer: Bevor Sie neue Übungen lernen, meistern Sie zuerst den Einsatz von Imagination. Damit haben Sie eine solide Basis, wenn es darum geht, Bewegung und Wohlgefühl zu verbessern. Studien belegen, dass nur die Anwendung von Imagination stimmungsausgleichend wirkt, und dies sogar mehr als positive Worte.

Dass man mit Imagination die Koordination, Kraft, Beweglichkeit und Effizienz von Bewegung verbessern kann, ist wissenschaftlich belegt. Imagination kann während der Bewegung angewandt werden und nennt sich dann dynamische Imagination *(Dynamic Neurocognitive Imagery)*. Wenn nur imaginiert wird und keine Bewegung stattfindet, spricht man von mentalem Probeüben *(Motor Imagery/Action Imagery)*.

Die Franklin-Methode wendet die Imagination bewusst an: Die Möglichkeiten des Gehirns werden strukturiert und so eingesetzt, dass sich die Fähigkeiten der Übenden in allen Bereichen verbessern. Imagination wird in der Franklin-Methode für folgende Anwendungsbereiche verwendet:

1. Bewegungseffizienz
2. Beweglichkeit
3. Kraft
4. Haltung und Koordination
5. Gesundheit
6. Motivation

Dabei gibt es eine Reihe von Bilderarten, wie zum Beispiel metaphorische, anatomische oder motivationale Bilder, die alle in den oben genannten Bereichen angewendet werden können.

DIE SCHRITTE ZUR VERBESSERUNG

Egal welche Fähigkeit man ausbauen möchte – immer ist der erste Schritt dazu die Wahrnehmung: Was tue ich gerade? Der zweite Schritt ist die Frage: Könnte ich etwas besser machen? Dann suche ich mir aus meiner persönlichen Werkzeugkiste ein passendes Gedankenbild aus, das ich anwende.

Die Antwort auf die Ausgangsfrage »Was tue ich gerade?« ist von der Fähigkeit abhängig, sich auf das, womit man gerade beschäftigt ist, konzentrieren zu können – man nennt das auch »fokussierte Aufmerksamkeit«. Dies ist die Grundvoraussetzung für systematisches Lernen. Fokussierte Aufmerksamkeit kann man trainieren und verbessern. Das Üben von Imagination ist dabei eine bewährte Möglichkeit.

WIE KANN ICH WIRKSAM IMAGINIEREN?

Ein Gedankenbild ist dann wirkungsvoll, wenn es eine somatische (körperliche) Auswirkung hat, also wenn es auf der körperlichen Ebene eine Reaktion hervorruft. Das passiert, wenn das Gedankenbild klar und lebendig ist und eine positive emotionale Komponente für den Imaginierenden besitzt. Es muss Begeisterung wecken können. Gedankenbilder sind manchmal sehr persönlich – was für den einen gut funktioniert, mag für den anderen wenig Effekt haben. Hilfreich ist ein klares Verständnis der verschiedenen Bilderkategorien und deren Einsatzmöglichkeiten. In der Franklin-Methode lernen Sie effektive Werkzeuge kennen, ein für Sie passendes Bild zu kreieren und anzuwenden.

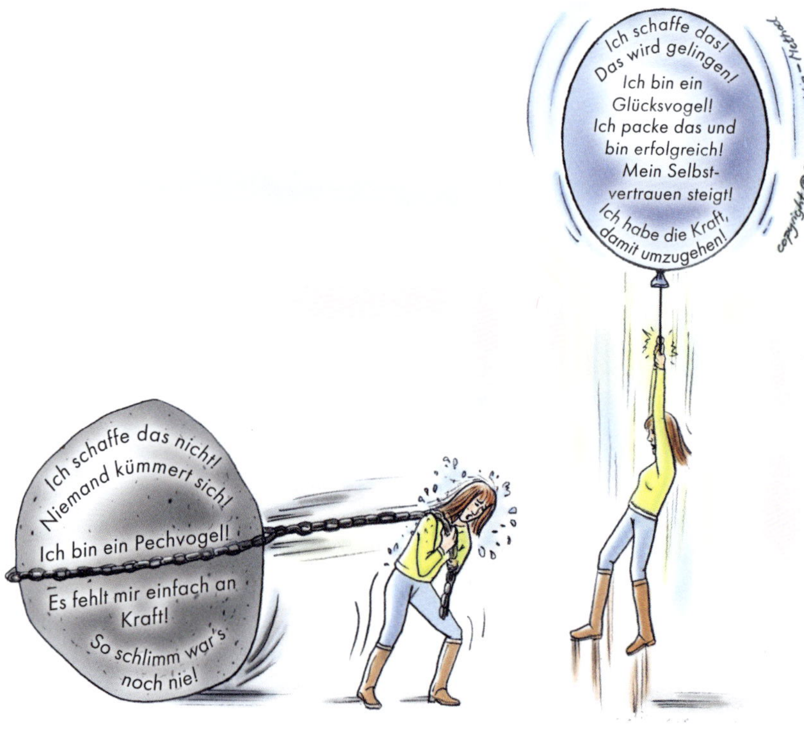
Ich schaffe das!
Das wird gelingen!
Ich bin ein Glücksvogel!
Ich packe das und bin erfolgreich!
Mein Selbstvertrauen steigt!
Ich habe die Kraft, damit umzugehen!
copyright © 2018 Franklin-Method
Ich schaffe das nicht!
Niemand kümmert sich!
Ich bin ein Pechvogel!
Es fehlt mir einfach an Kraft!
So schlimm war's noch nie!

Vorteile der Imagination

Imagination und Bewegung: Armheben im Wind

1. Heben Sie die Arme von vorn nach oben und spüren Sie, wie anstrengend es war.

2. Nun stellen Sie sich vor, Sie haben Hilfe bei dieser Bewegung, nämlich einen starken imaginären Wind, der von hinten kräftig weht und Ihre Arme nach oben trägt. Bitte keine Pantomime!

3. Üben Sie einige Male, mithilfe des Windes die Arme zu heben.

4. Nun vergleichen Sie dies mit einer anderen Vorstellung: Ihre Arme sind schwer wie Blei und müde. Heben Sie die Arme wieder nach oben. Spüren Sie den Unterschied im Aufwand?

5. Nun kehren Sie zur positiven Version zurück, mit einer weiteren Imagination: Die Arme sind jetzt federleicht. Der Wind ist auch noch da und bläst von hinten: Es geht wieder leichter. Sie sehen also, der schnellste Weg, eine Bewegung zu beeinflussen, ist die Unterstützung durch Imagination.

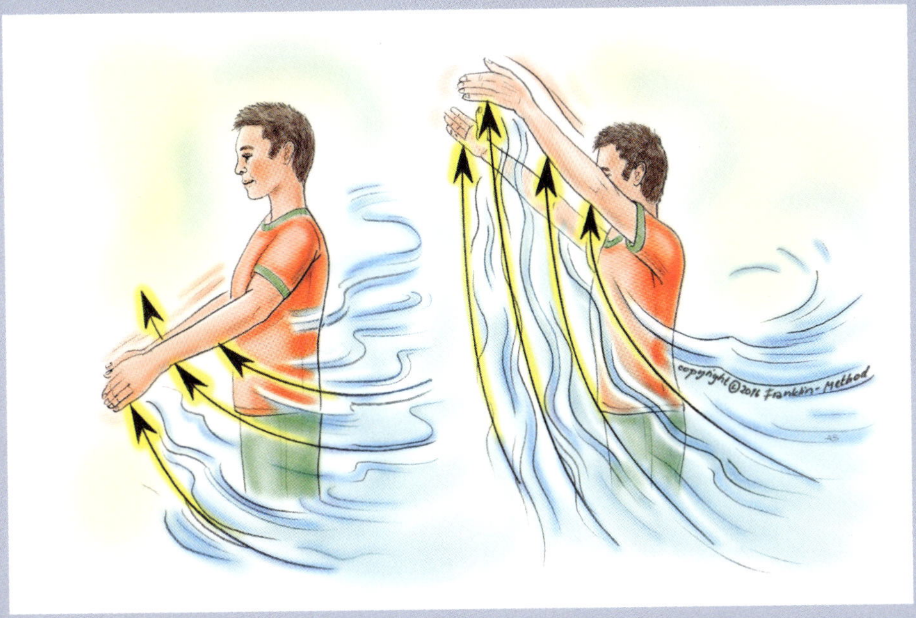

Windhauch hebt Arm

Was ist der Unterschied zwischen Gedankenbildern beziehungsweise Imagination und Fantasie? Angewandte Imagination ist der strukturierte Umgang mit der Vorstellungskraft, um gesteckte Ziele zu erreichen – belegt und abgesichert durch wissenschaftliche Studien und Fallberichte. Fantasie bleibt lediglich Fantasie – ohne stützende Belege und Studien.

In der vorangegangenen Übung (siehe Seite 13) wurde die Dynamische Neurokognitive Imagination (DNI™) eingesetzt, also Imaginationen während der Bewegung. Diese Imagination fand außerhalb des Körpers statt, aber im Fall der federleichten Arme auch innerhalb des Körpers. Die Federn waren sogenannte Metaphern. Metaphern werden im Bewegungsunterricht oft eingesetzt, aber leider wird selten erklärt, um was es hier geht. Wir können uns alle an Wind erinnern und haben sicher auch schon Federn gesehen – und nun setzen Sie diese beiden Vorstellungen ein, um Ihre Bewegung positiv zu beeinflussen. Bei metaphorischen Bildern ist entscheidend, dass uns die Metapher gefällt. Wer keine Freude an Federn hat oder Windstille vorzieht, der setzt andere Metaphern ein, wie zum Beispiel schwebende Luftballons.

In diesem Buch werden viele anatomische Bilder eingesetzt. Der Vorteil dabei ist, dass dies einfach zu praktizieren ist. Aber sie sind auch sehr etwas Persönliches. Anatomische Bilder sind präzise und entsprechen genau dem Körper. Aber um diese anzuwenden, müssen Sie ein wenig Anatomie erlernen. Auch wenn Sie sich dagegen sträuben, dürfen Sie nicht vergessen, dass Sie aus Knochen, Muskeln, Faszien und Organen bestehen. Studien haben gezeigt, dass Wissen über den Körper hilft, sich besser zu bewegen, aber auch dabei, Schmerzen in die Flucht zu schlagen. Die Vorgänge bei der Bewegung besser zu verstehen, um zu imaginieren, ist Medizin.

ELASTISCHE KRAFT, FLIESSENDES CHI

Meine Erfahrungen beim Unterrichten in China haben gezeigt, dass sich die dortigen Qigong-Meister mit unseren »westlichen« Visualisationsmethoden, wie sie in diesem Buch angeboten werden, gut anfreunden können. Für sie ist es Chi-Training.

Genauso, wie wir uns besser oder schlechter ernähren können, ist auch die Qualität des Chi (also der Lebensenergie), das wir aufnehmen, nicht immer gleich. Will man das Beckenboden-Muladhara nähren, so ist eine der Voraussetzungen ein energetisch und geistig qualitativ hohes Chi-Verhalten.

Chi-Clearing

1. Stellen Sie sich vor, dass Ihr Körper von vielen Energieflüssen durchströmt wird. Diese Energieflüsse sind sehr angenehm und nähren jedes Gewebe, jede Zelle. Diese Energie kann ungehindert fließen, sodass sämtliche Barrieren dahinschmelzen.

2. Stellen Sie sich diese Energie als klar und rein vor. Wenn Sie Ihre Atmung in diese Bahnen lenken, wird sie heller und von allem Ruß und Staub befreit.

3. Wünschen Sie sich Gedanken, die Ihren Energiefluss harmonisieren, ausgleichen und reinigen.

Chi aufbauen

1. Reiben Sie Ihre Hände, bis etwas Wärme entsteht. Nun halten Sie die Hände so, dass die einander zugewandten Handinnenflächen etwa zehn Zentimeter voneinander entfernt sind.

2. Konzentrieren Sie sich auf den Raum zwischen den Händen. Bewegen Sie die Hände etwas auseinander und wieder zusammen. Wahrscheinlich spüren Sie etwas zwischen den Händen: Energie, ein Kribbeln, ein magnetisches Gefühl, einen Druck, einen Zug.

3. Stellen Sie sich die Sitzhöcker des Beckens vor. Zwischen diesen Knochenvorsprüngen, auf denen wir, wie der Name besagt, vorzüglich sitzen können, liegt ein Großteil der Beckenbodenmuskulatur. Stellen Sie sich vor, dass zwischen den Sitzhöckern des Beckens ebenfalls diese Energie, dieses magnetische Gefühl, zu finden ist.

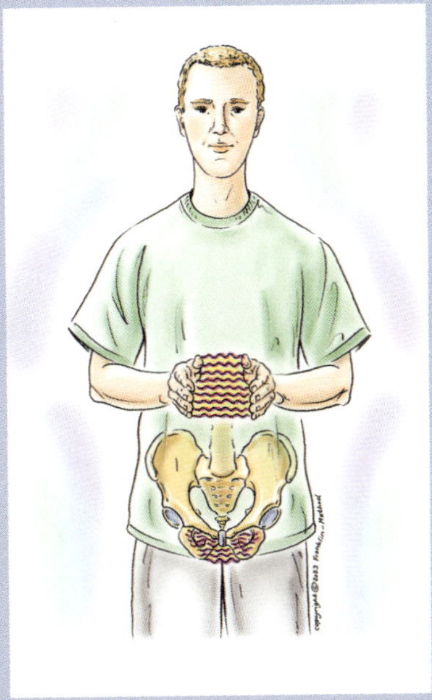

Energie zwischen Händen und Beckenboden

4. Testen Sie den Einfluss dieser Wahrnehmung auf Ihre Haltung und auf Ihren Gang.

WAS IST SINNVOLLES BECKENBODENTRAINING?

Der Beckenboden braucht dynamisches Training mit dem vielfältigen Ziel vor Augen, Körperbewusstsein, Elastizität und verschiedene Formen von Kraft aufzubauen. Seit dem Beckenbodenboom der letzten Jahre geistern jedoch Beckenbodenübungen in den Fitness- und Gymnastikschulen herum, die diese Prinzipien zu missachten scheinen. Überrascht berichten mir Geburtshelfer*innen und Rückbildungsgymnast*innen, sie hätten in ihren Ausbildungen erstaunlich selten eine dynamische Beckenbodenschulung erlebt.

Der folgende Abschnitt soll deshalb helfen, ein Beckenbodentraining vorzustellen, das auf den Prinzipien des gesunden und wirksamen Körpertrainings aufbaut.

AUF DER SUCHE NACH INFORMATION

Wenn etwas im Körper nicht so funktioniert, wie man es sich wünscht, ist es Zeit, etwas zu ändern. Aber wo beginnt man? Der erste Schritt ist, selbst wahrzunehmen, welche Verhaltensweisen ungünstig sind. Die typischen Probleme sind zu wenig Bewegung, zu viel Sitzen, eine schlechte Haltung, Stress und falsches Training.

Im zweiten Schritt braucht man neuen Input, neue Verhaltensweisen, etwa ein neues Körpergefühl, eine verbesserte Bewegungswahrnehmung, positivere Gedanken oder ganz einfach ein neues Bild des Körpers. Wenn wir vom Körper sprechen, können wir die Tatsache nicht umgehen, dass wir aus Knochen, Gelenken, Muskeln, Bindegewebe, Organen, Nerven und Gefäßen bestehen. Diese Komponenten sind natürlich zu einem funktionierenden Ganzen zusammengefasst und unterstehen gewissen Regeln. Wenn man diese nicht kennt oder missachtet, entstehen früher oder später Probleme. Am besten, man lernt seinen Körper als geniales Instrument frühzeitig kennen und kann entstehende Probleme im Keim umwandeln.

Haben Sie im Fitnessstudio schon mal gehört: »So, jetzt ist es Zeit für etwas Beckenbodenstretching!« oder »Dies ist das Fitnessgerät zum Aufbauen der Beckenbodenkraft.«? Pralle Oberarmmuskeln und Sixpack werden zur Schau gestellt, mit dem Steißbeinmuskel des Beckenbodens hingegen brüstet sich kaum jemand.

Aber kräftige, tragfähige Muskulatur entsteht nicht nur durch Krafttraining. Kräftige Bewegung entsteht, wenn das Gesamtsystem von Hirn, Nervensystem, Muskeln, Knochen und anderen Geweben koordiniert zusammenarbeitet. Das Zusammenspiel der Strukturen ist entscheidend für die effektive, wirksame Kraft, nicht isoliert angelegte Muskelkraft. In vielen Fällen kann zu viel Muskelkraft sogar schaden, vor allem, wenn ausgewogen arbeitende Knochenhebel und zentrierte Gelenke fehlen. Vielleicht hilft ein Vergleich, die Situation besser zu verstehen: Wenn mehrere Menschen (Muskeln) versuchen, ein schweres Möbelstück anzuheben, so koordinieren sie sich zu aller Vorteil untereinander und heben das Stück gleichzeitig und rhythmisch nach oben. Fehlt die Koordination, kann auch der Muskelprotz am einen Ende des Möbelstücks die Arbeit nicht allein leisten und das andere Ende bleibt eben am Boden liegen.

Der Mensch ist ein Phänomen. Er tut Dinge, die ihm schaden, sogar voller Eifer, bis er darauf aufmerksam gemacht wird, meist in Form eines Schicksalsschlags oder einer Krankheit, und dann wehrt er sich oft gegen die notwendigen Änderungen, die ihm unangenehm erscheinen. Die Information, die helfen könnte, wird nicht wahrgenommen, andernfalls hätte man kein Problem damit. Der Selbstrechtfertigungsreflex steht dem gelassenen Annehmen von neuen Verhaltensmustern ebenfalls im Weg. Man fühlt sich im alten Verhalten zu Hause und nimmt lieber den Schaden hin als den oftmals anstrengenden Weg der Änderung. Wer hingegen das Gefühl hat, wandelbar, plastisch und offen zu sein, ist für neue Körperinformationen bereit und macht schnelle Fortschritte.

Wer nicht spürt, muss glauben, nämlich daran, dass die angebotenen Übungen auch wirklich helfen. Wer seine Wahrnehmung entwickelt, baut Urteilsvermögen auf. Er kann unterscheiden, wo und wie die Übung wirkt und ob sie etwas gebracht hat. Um eine permanente Verbesserung der Kraft, Haltung und Beweglichkeit zu erreichen, müssen sich unsere Bewegungsmuster ändern. Es ändert sich nur etwas, wenn auf der Ebene des Nervensystems ein bewusstes Umschalten stattfindet. Solche Veränderungen sind nur möglich, wenn wir unseren Körper wahrnehmen. Übungen für einen Körperbereich auszuführen ist nicht dasselbe, wie dessen Funktion im Alltag zu erleben. Spürt man, wie der Beckenboden (fast) jede Bewegung unterstützt, ist dies ein sehr wirksames Training. Dies realisiert man erst, wenn man merkt, dass er bei fast jeder Bewegung mithilft.

DER KAFFEE WIRD KALT

Unser Nervensystem ist so angelegt, dass wir uns bewegen können, ohne eine bewusste Kontrolle über jeden einzelnen Muskel haben zu müssen. Deshalb ist es nicht sinnvoll, im Beckenbodentraining zu früh über Muskeln zu sprechen. Der Anleitung, den Arm anzuheben, können die meisten gut folgen. Wenn sie dieselbe Bewegung über das Aktivieren von einzelnen Muskeln ausführen wollen, sind sie mit einem Problem konfrontiert. Das Zusammenspiel der Muskeln ist so komplex, dass das Bewusstsein die einzelnen Vorgänge kaum innerhalb einer sinnvollen Zeitspanne steuern kann – zum Beispiel: vordere Fasern des Deltamuskels anspannen, hintere Fasern entspannen, Sägemuskel anspannen, *Latissimus dorsi* und *Teres major* entspannen ...

und viele Details mehr. Die Kaffeetasse zum Mund zu führen würde eine halbe Stunde dauern, man müsste sich an den Genuss von kaltem Kaffee gewöhnen.

Genauso schwierig ist es, einzelne Muskeln des Beckenbodens ohne sehr viel Wahrnehmungstraining zu aktivieren. Es ist eine Illusion zu denken, dass jemand ohne ausgezeichnete Anatomiekenntnisse und ein fast magisches Körpergefühl einzelne Beckenbodenmuskeln spontan aktivieren kann. Auf die Anweisung, gewisse Beckenbodenmuskeln anzuspannen, wird wohl die Kiefer- und Schultermuskulatur mehr angespannt werden als der Beckenboden. Zu viel Spannung im Kiefer blockiert aber den Beckenboden. Es ist deshalb besser, man konzentriert sich am Anfang des Trainings auf die Bewegung des knöchernen Beckens. Hier kann man klare Knochenpunkte auch berühren und deren Bewegung genau spüren.

MUSKELN BEWEGEN GELENKE

Den Beckenbodenmuskeln wird manchmal die Fähigkeit abgesprochen, Knochen zu bewegen. Das ist so, als würde man sagen: »Der Bizeps ist da, um sich anzuspannen, aber nicht, um den Ellbogen zu bewegen«. Es herrscht nur Anspannung oder Entspannung, aber keine Knochenbewegung. Wo Muskeln aber Knochen miteinander verbinden, ist der Zweck der Muskeln, diese Knochen auch zu bewegen. Das Ausmaß der Bewegung kann sehr verschieden sein, von kleinen Verschiebungen in den Rippengelenken beim Atmen bis zu großräumigen Armbewegungen beim Werfen. Der menschliche Körper arbeitet sehr sparsam: Wo Knochenbewegung nicht notwendig ist, sind auch keine Muskeln befestigt, sondern Bindegewebe und Bänder ohne Fasern, die aktiv verlängern oder verkürzen können.

Dennoch, die Bewegungen in den Beckengelenken kann man eher als »klein« und betont »fein« bezeichnen. Aber die zentrale Lage des Beckens lässt kleine Verschiebungen zu großen Veränderungen in der Peripherie des Körpers werden. Eine kleine Verschiebung im Becken bedeutet eine große Änderung im Rücken oder in den Knien. Die Beckenbodenmuskulatur muss also mit einem ganzheitlichen Bewusstsein trainiert werden, will man Erfolg haben.

WAS ES HEISST, KRAFT AUFZUBAUEN

Soll ein Muskel einen Körperteil gegen einen Widerstand (zum Beispiel Schwerkraft, Band oder Hantel) bewegen, müssen sich die Muskeln anspannen. Damit ein Muskel wirksam Kraft aufbauen kann, muss er sich verkürzen und verlängern. Wenn sich ein Muskel anspannt, kann er seine Kraft auf drei mögliche Arten einsetzen: Er bleibt gleich lang und seine Spannung wird dann zum Festhalten der Knochen in ihrer jetzigen Lage eingesetzt. Dies nennt man eine isometrische Muskelanspannung. Er kann sich verkürzen und somit die Knochen, an denen er befestigt ist, annähern. Dies wird in der Fachsprache als eine konzentrische Muskelaktion bezeichnet. Im dritten Fall verlängert sich der Muskel, genannt exzentrische Muskelaktion. Ein Muskel kann exzentrisch etwa 125 Prozent mehr Kraft entwickeln. Das heißt, ohne exzentrisches Training, ohne Verlängerung, ist Beckenbodentraining wenig effektiv.

Das wirksamste Krafttraining, das die Kraft am schnellsten aufbaut, ist das kombiniert exzentrisch-konzentrische, wobei die Betonung des exzentrischen Trainings Kraft- und Beweglichkeitsvorteile bringt. Der exzentrisch arbeitende Muskel übt eine Bremswirkung aus, dies hat neben der Kräftigung auch eine verlängernde Wirkung auf den Muskel, ähnlich einer Dehnung, nur dass der Muskel dabei aktiv ist. Aus den obigen Überlegungen folgt wie der Frühling auf den Winter, dass ein unbeweglicher Beckenboden wenig Kraft aufbauen kann, weil dann nur die am wenigsten wirksame isometrische Aktivierung des Muskels zur Verfügung steht.

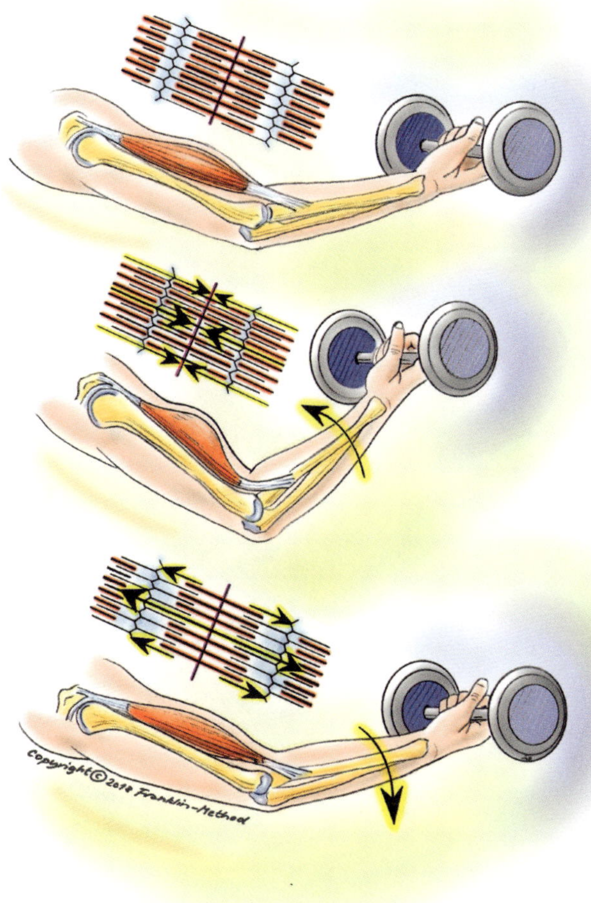

Isometrische, konzentrische und exzentrische Aktion des Bizeps

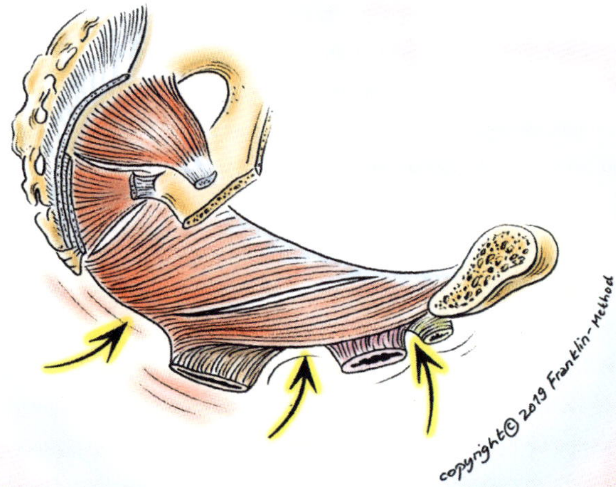

Anheben des Beckenbodens mit konzentrischer Muskelkontraktion

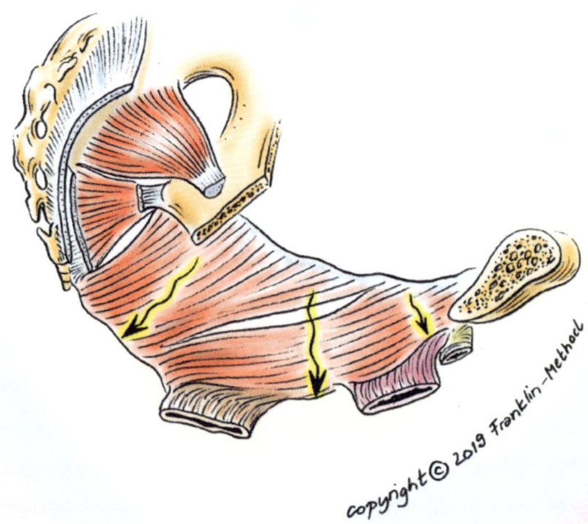

Senken des Beckenbodens mit exzentrischer Muskelaktion

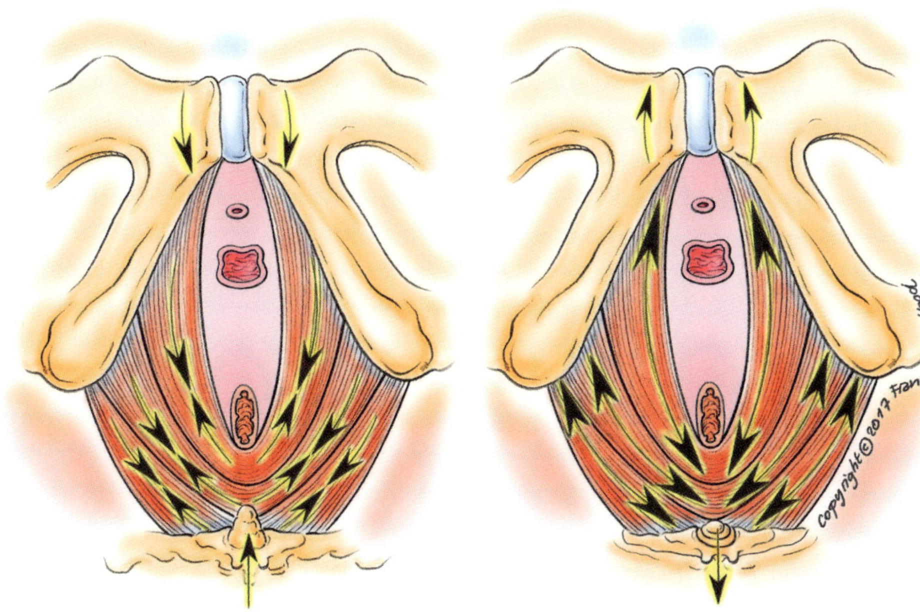

Verkürzen und Verlängern der Beckenbodenmuskeln

Der Kreis schließt sich wieder am selben Punkt: Ohne die Beweglichkeit des Beckens zu kennen, sind die Trainingsmöglichkeiten für den Beckenboden stark reduziert. Beweglichkeit geht vor Kraft. Wenn man im Beckenbodentraining keine aktive Hilfe bekommt, um beweglicher zu werden, kann man nur unwirksam trainieren, das heißt isometrisch. Zudem kommt, dass der Beckenboden verschiedene Arten von Kraft braucht, die man differenziert trainieren kann.

1. **Explosive Kraft, also viel Kraftaufbau in einem kurzen Augenblick:** Beim Husten spürt man, wie sich der Beckenboden reflexiv anspannt. Versuchen Sie, einmal zu husten, ohne den Beckenboden anzuspannen – geht nicht. Der Körper will verhindern, dass der erhöhte Druck im Bauchraum zu Inkontinenz führt.
2. **Ausdauerkraft, also eine haltende Kraft, die andauert:** Dies braucht der Beckenboden, weil er den ganzen Tag etwas aktiv sein muss, um für Kontinenz zu sorgen.
3. **Ausgeglichene Kraft:** Der muskuläre Beckenboden hat Muskeln, die sich links und rechts von der Körpermitte spiegeln, zum Beispiel den Darm-Steißbeinmuskel *(Iliococcygeus)*. Diese beiden Muskelteile sollten links und rechts gleich viel Kraft und Beweglichkeit haben. Wenn man zum Beispiel immer auf demselben Bein steht, arbeitet die eine Seite des Beckenbodens mehr als die andere. Dies führt dazu, dass auch Gelenke nicht mehr symmetrisch arbeiten, was eine potenzielle Schmerzquelle darstellt.

Der Körper reagiert immer ganzheitlich

1. Legen Sie Ihre linke Hand auf die rechte Schulter und den dort ansässigen Trapezmuskel. Wenn Sie diesen Muskel etwas drücken und langsam wieder loslassen, fördern Sie dessen Durchblutung, was die Beweglichkeit dieses Muskels verbessert.

2. Drücken Sie noch einmal und stellen Sie sich vor, dass Sie Wasser aus einem Schwamm drücken. Wasser fließt jetzt aus dem Muskel hinaus. Wenn Sie die linke Hand wieder entspannen, so fließt frisches, wohltemperiertes Quellwasser wieder in den Muskel hinein und füllt jede Ecke des Muskels aus.

3. Wenn Sie nun die Hand entfernen, werden Sie feststellen, dass die rechte Schulter tiefer und gelöster ist. Was aber erstaunt, ist, dass durch die Entspannung der Schultermuskeln mehr Bewegung im Beckenboden erzielt wurde. Es findet eine Übertragung der Wirkung auf die Schultern nach unten zum entsprechenden Gelenk im Becken statt. Sie spüren, dass die rechte Seite des Beckenbodens etwas lockerer und beweglicher geworden ist. Wenn Sie auf dem rechten Bein balancieren, auf dem linken stehen und dabei die Hand auf den Unterbauch legen, stellen Sie fest, dass der Bauch auf der rechten Seite etwas straffer geworden ist.

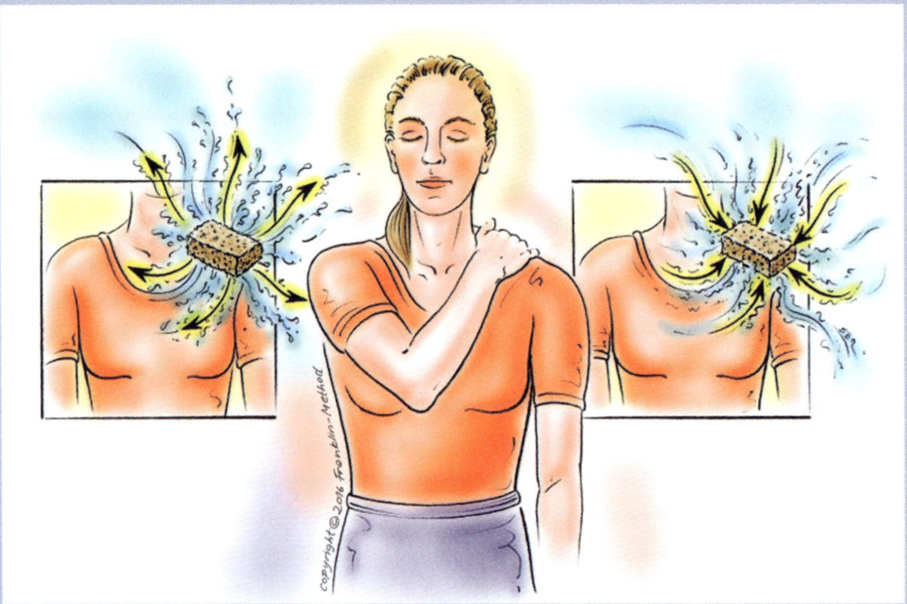

Schulterschwammen

Dieser Übung zufolge leistet der Beckenboden mehr, um das Becken aufzurichten. Es ist aber unmöglich, dass die einzelnen Muskeln plötzlich mehr Kraft haben, da sie kaum bewegt wurden! Was ist geschehen? Die Koordination der Muskeln untereinander wurde verbessert, was sofort zu mehr Kraft führt. Dies ist eine neurogene Änderung der Kraft. Die Nerven (Neurone) haben die Kraftveränderung »generiert«. Kraftaufbau ist im Anfangsstadium einer Trainingsperiode fast gänzlich neurogen. Eine eigentliche Veränderung der Muskelsubstanz ist eine myogene Veränderung. Diese entsteht erst nach einer relativ langen Trainingsphase.

Wenn Sie nun überlegen, dieses Buch zuzuklappen, weil Ihnen das alles zu komplex erscheint, möchte ich Ihnen Mut machen. In diesem Buch wird Ihnen der Zugang zu aller Komplexität des Beckenbodens leicht gemacht, denn ich arbeite zum sofortigen Verständnis komplexer Zusammenhänge mit spielerischen und des Öfteren humorvollen Bildern. So wird das Beckenbodentraining sowohl der tatsächlichen Komplexität des Körpers und der modernen Trainingslehre gerecht wie auch den Bedürfnissen des schnell und einfach anwendbaren Alltagstrainings. Imaginierte Bewegung allein baut schon viel Kraft auf; die Kombination von Bewegung und Vorstellungskraft ist also doppelt wirksam.

2

AKTIV DYNAMISCH TRAINIEREN

Das Ziel ist, vom isometrisch eher passiven zum dynamisch-aktiven Beckenbodentraining überzugehen. Vieles, was unter den Titel Beckenbodentraining fällt, ist entweder passive oder isometrische Aktivierung des Beckenbodens. Im Training weisen verbissene Gesichter auf den Versuch hin, die Beckenbodenmuskeln isometrisch anzuspannen, und da keine Gelenke bewegt werden, ist die Angelegenheit eher verspannend. Bewegt man sich tatsächlich, dann sind es die Hüft- oder Rückenmuskeln, die man ohne Information schon eher aktivieren kann, sie leisten die Arbeit, um die Beckenbodenmuskulatur in eine veränderte Stellung zu »schleppen«.

DER BECKENBODEN ALS BEWEGUNGSAUSLÖSER

Ihr Training verbessert immer gerade das, was Sie machen: Besteht es vor allem aus passivem Training und Anspannung, können Sie nicht erwarten, dass auch eine aktive Kraft entsteht. Beim aktiv-dynamischen Beckenbodentraining ist der Beckenboden selbst der Auslöser der Bewegung. So entsteht eine dynamische und ausdauernde Kraft. Was anfänglich eine Herausforderung ist, erweist sich als Bereicherung. Es geht hier nicht um ein Richtig-Falsch-Denken, sondern darum, dass das isometrisch-passive Training um wirksamere Optionen bereichert werden sollte, die im Endeffekt das passive Training überflüssig machen. Zudem sind Menschen, die inkontinent sind, meist durch diesen Zustand gestresst, und Übungen, die Bewegung und nicht Anspannung fördern, sind empfehlenswert.

BLINDLANDEFLUG

Bei den folgenden Übungen geht es darum, die Wahrnehmungen im Beckenboden in Bezug auf das bisher Gelernte anzukurbeln. Ohne Wahrnehmung können Sie Ihren Körper schwerlich ändern. Wenn Sie spüren, was in Ihrem Körper vor sich geht, können Sie Ihr Geschick selbst lenken und Handlungen vornehmen, um Ihre Funktionen zu verbessern. Ohne Steuermann am Ruder unseres Schiffes können Sie den Kurs nicht ändern. Nehmen Sie ein Ungleichgewicht im Beckenboden oder eine Haltungsschwäche wahr, so haben Sie das nötige Bewusstsein, um den Prozess der Änderung in Gang zu bringen. Beckenbodentraining ohne Wahrnehmung ist wie ein Blindlandeflug, das heißt, man ist auf Anweisungen von außen angewiesen. Sind diese gut, so kann man meist auch sicher landen, andernfalls baut man ein ungünstiges Bewegungsverhalten auf. Aber auch die besten Anweisungen können die eigene Klarsicht nicht ersetzen. Wirksames Üben setzt die Schulung der Wahrnehmung voraus. Gespürte Bewegung verwandelt sich schnell in wohlige Bewegung, man beginnt, sich des Trainings zu erfreuen, und ein solches Wirken ist um vieles hilfreicher als ein reaktives »Ich muss oder es geschieht ein Unglück«.

ZUSAMMENGEFASST

- Der Beckenboden steht in einem Gesamtzusammenhang.
- Nur das, was wahrgenommen wird, kann wirksam koordiniert werden.
- Muskeln bewegen Knochen und Gelenke. Wenn sich die Knochen nicht bewegen, fehlt ein wirksames Muskeltraining.
- Beweglichkeit ist die Voraussetzung für dynamischen Kraftaufbau.

- Beim Beckenboden gibt es verschiedene Kraftziele: Ausdauerkraft, explosive Kraft und ausgeglichene Kraft.
- Verkürzend-verlängerndes Muskeltraining baut am meisten Kraft auf.
- Es stellt sich die Frage: Wie bewegen sich denn eigentlich die Knochen und Gelenke des Beckens?
- Der Beckenboden ist nicht nur ein Boden, sondern besteht aus verschiedenen Schichten.

DIE KNOCHEN DES BECKENS

Das Becken besteht aus vier Knochen, zwei Hüftbeinen *(Os coxae)*, einem Kreuzbein und einem Steißbein. Das Hüftbein ist aus drei Knochen zusammengesetzt: dem Darmbein *(Os ilium)*, dem Schambein *(Os pubis)* und dem Sitzhöcker *(Os ischii)*. Diese drei Knochen sind bei der Geburt durch eine Knorpelfuge getrennt und wachsen etwa im Alter von zehn Jahren vollständig zusammen. Die beiden Beckenhälften sehen aus wie verdrehte Platten oder Spiralen, weil die Ausrichtungen der Sitzhöcker und der Darmbeine verschieden sind. Man kann sich das Darm-

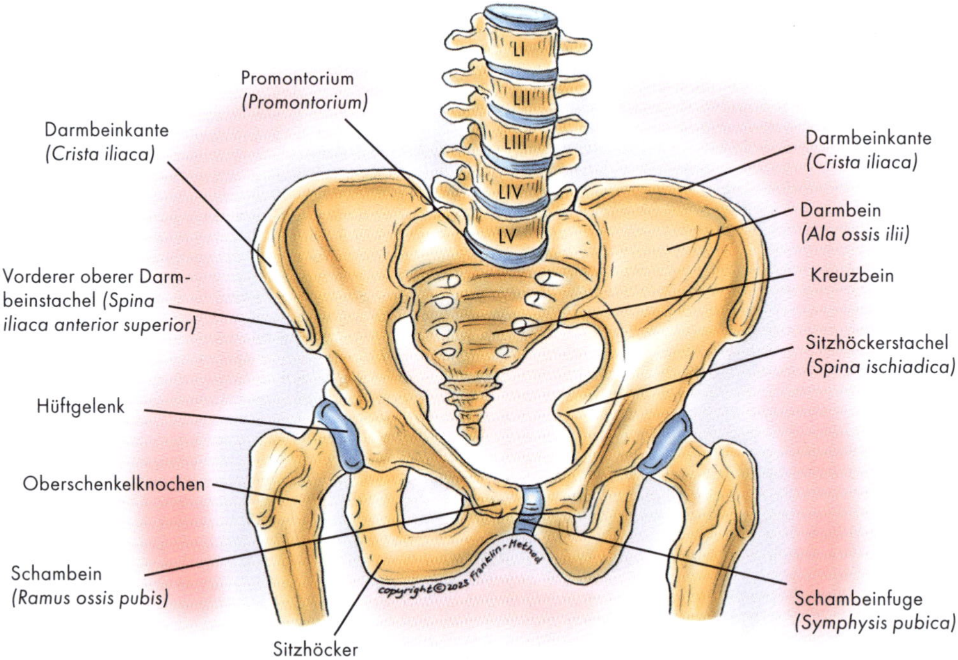

Die Knochen des Beckens

bein wie eine Acht vorstellen. Wenn man dies klar visualisieren kann, erleichtert dies das Verständnis der Beckenbewegungen.

Der obere Rand der Platte, der Darmbeinkamm, ist etwas verdickt und dient als Ansatzstelle vieler Muskeln. Die Mitte der Beckenschaufel selbst ist etwas dünner und gewichtssparender angelegt. Der untere Rand der Platte besitzt eine Öffnung, das Hüftloch, und zuunterst zwei verdickte Stellen, die Sitzhöcker. Das sogenannte große Becken wird von den Darmbeinen begrenzt und hat tatsächlich die Form eines Beckens, außer, dass es keine Vorderseite hat, während das kleine Becken eher wie eine invertierte Pyramide aussieht und von Knochen und Bändern fast ganz umschlossen ist. Die Trennlinie zwischen großem und kleinem Becken nennt sich Beckeneingang.

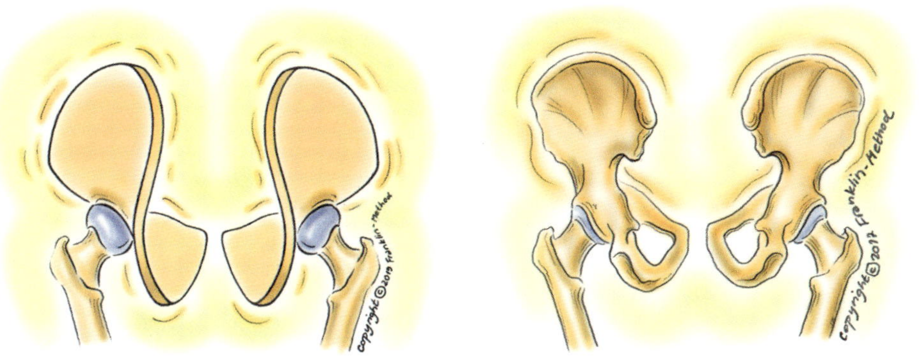

Das Becken als verdrehte Platte

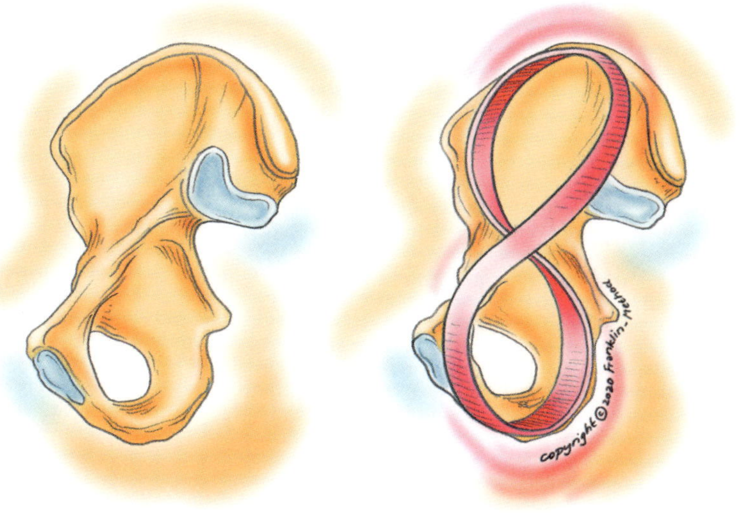

Beckenhälften als Achterschlaufe

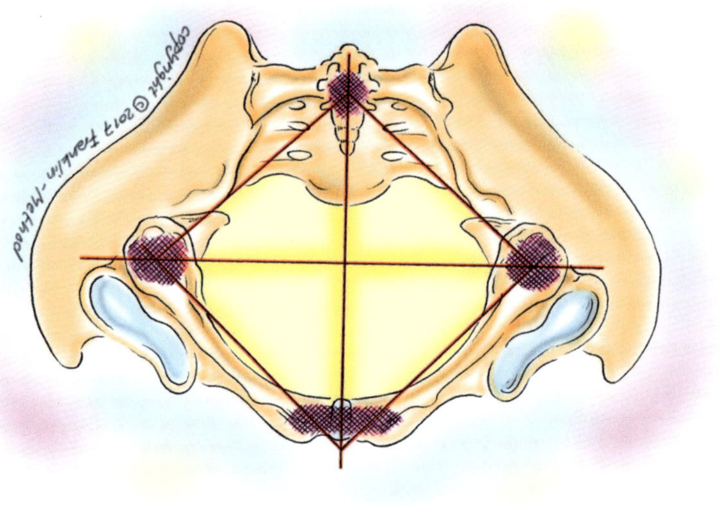

Die Eckpunkte des Beckenbodens

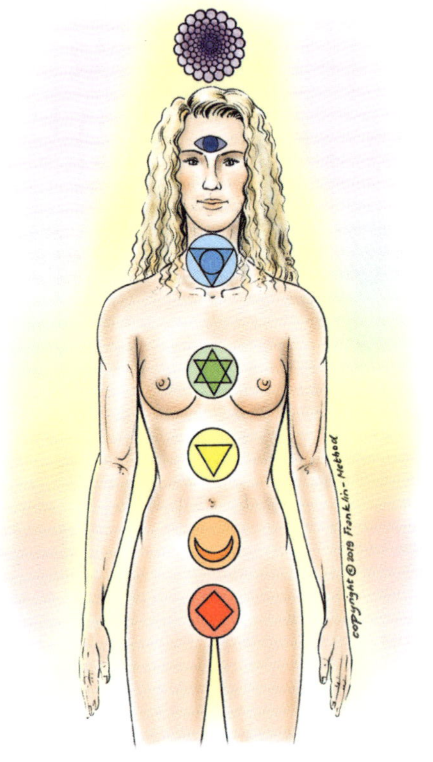

Die Chakras und deren Symbole

Die Beckenhälften sind vorn an der Schambeinfuge vereint. Hinten verbinden sich die Beckenhälften mit dem Kreuzbein *(Os sacrum)*, das mit dem Becken eine Funktionseinheit bildet. Anatomisch gesehen besteht das Kreuzbein aus fünf zusammengewachsenen Wirbeln und gehört daher anatomisch zur Wirbelsäule, funktionell aber auch zum Becken. Zuunterst am Kreuzbein befinden sich drei bis fünf Wirbelreste, das Steißbein. Das Steißbein, die Schambeine und die Sitzhöcker können Sie sich als die knöchernen Eckpfeiler des unteren Beckenbodens vorstellen. Diese Eckpfeiler bilden von unten gesehen eine Art Viereck. Mithilfe dieser Eckpunkte können Sie ein geometrisches Verständnis des Beckenbodens entwickeln, das beim Training und Imaginieren hilft.

Das Symbol des Muladhara, des Beckenboden-Energiezentrums, ist ebenfalls ein Viereck. In diesem Fall trifft sich das esoterische Bild mit dem anatomischen, nur dass sich das Muladhara in einer nicht-physischen Dimension befindet, außer, man betreibt Quantenphysik und befasst sich mit nicht weniger als 17 Dimensionen gleichzeitig. Das andere Symbol für das Muladhara ist eine vierblättrige Lotusblüte. Wenn man sich das nicht vorstellen kann, so lässt es sich auch als ein glücksbringendes Kleeblatt visualisieren. Jede Beckenbodenecke ist dabei eines der Blätter.

ORIENTIERUNG IM BECKEN

Sich das Becken und den Beckenboden klar vorstellen zu können, ist eine große Hilfe beim Training. Es ist wissenschaftlich erwiesen, dass bessere Kenntnisse des Körpers die Trainingswirkung verbessern und sogar bei Schmerzen helfen. An einigen Stellen kann man die Knochen des Beckens gut ertasten. So bekommen Sie ein klares Bild über die Anordnung der Knochen und Gelenke.

Die Beckenknochen und -gelenke berühren

1. Berühren Sie die vorderen oberen Darmbeinstacheln (VODS) vorn an den Darmbeinschaufeln *(Crista iliaca)*. Dies sind markante Punkte gleich unter der Haut. Bewegen Sie das Becken hin und her und spüren Sie, wie sich diese Punkte unter der Haut bewegen. Die VODS geben wichtige Anhaltspunkte über die Bewegung des Darmbeins.

2. Berühren Sie die Hüftgelenke. Diese sind vorn am Becken, unten an den VODS und etwas weiter innen als die VODS in der Leistengegend. Für ein erfolgreiches Beckenbodentraining ist es entscheidend, ein klares Bild über die Lage der Hüftgelenke zu haben. Heben Sie ein Bein, dann das andere vom Hüftgelenk aus und visualisieren Sie dabei, wie sich der Kopf des Oberschenkelknochens (Femur, *Os femoris*) wie ein Ball in der Hüftgelenkspfanne dreht.

3. Neigen Sie sich im Stehen etwas nach vorn und beugen Sie leicht die Hüftgelenke. Dies macht es einfacher, mit den Fingerspitzen (der Mittelfinger reicht vollauf) die beiden Sitzhöcker zu berühren. Kommen Sie wieder in die aufrechte Haltung und berühren Sie dabei immer noch (so gut es geht) die Sitzhöcker. Stellen Sie sich die Verbindungslinie zwischen den Sitzhöckern vor. Diese Linie teilt das Becken in eine vordere und eine hintere Hälfte.

4. Nun berühren Sie Schambeinfuge und Steißbein (so gut es geht). Stellen Sie sich eine Verbindungslinie zwischen den beiden Punkten vor. Diese Linie teilt das Becken in zwei Seiten: eine linke und eine rechte.

5. Neigen Sie sich im Stehen etwas nach vorn und beugen Sie leicht die Hüftgelenke. Dies macht es einfacher, mit den Fingerspitzen der rechten Hand (der Mittelfinger reicht vollauf) den rechten Sitzhöcker zu berühren. Die Finger der linken Hand legen Sie auf das rechte Schambein vorn am Becken. Zwischen den Fingern liegt nun der Bereich der vorderen rechten Beckenbodenecke. Stellen Sie sich diesen Teil des Beckens vor. Bewegen Sie ganz leicht das Becken. Vielleicht nehmen Sie kleine Veränderungen in diesem Bereich wahr. Lassen Sie nach einer Minute los und schütteln Sie die Handgelenke und Finger aus. Stellen Sie fest, ob Sie einen Unterschied zwischen der linken und der rechten Seite des Beckens wahrnehmen können. Verlagern Sie Ihr Gewicht exklusiv auf das rechte, dann auf das linke Bein. Nehmen Sie den Unterschied in Ihrer Standfestigkeit wahr. Heben Sie das linke, dann das rechte Bein (bei gebeugtem Hüftgelenk) und stellen Sie fest, ob sich das Hüftgelenk auf der berührten Seite geschmeidiger anfühlt. Es kann sein, dass Sie wahrnehmen, wie sich die visualisierte Berührung der Beckenbodeneckpfeiler auf die Stabilität des Standes und die Hüftbeweglichkeit auswirkt. Wiederholen Sie diese Übung auf der linken Seite.

6. Nun berühren Sie mit der rechten Hand den rechten Sitzhöcker und mit der linken Hand das Steißbein. Zwischen Ihren Fingern liegt der Bereich der hinteren rechten Beckenbodenecke. Spüren Sie in diesen Teil des Beckenbodens hinein. Bewegen Sie das Becken ein wenig und schicken Sie Ihre Atmung dorthin. Nach einer Minute vergleichen Sie die beiden Seiten noch einmal. Vielleicht fühlt sich der Unterschied zwischen den Seiten größer an als vorhin. Wechseln Sie zur anderen Seite des Beckenbodens: Berühren Sie mit der linken Hand den linken Sitzhöcker und mit der rechten Hand das Steißbein. Damit liegt Ihre Aufmerksamkeit auf der linken vorderen Ecke des Beckenbodens. Wechseln Sie nach einer Minute die Seiten, sodass Sie nun den rechten Sitzhöcker und das Steißbein berühren.

ZUSAMMENGEFASST

Sie haben im Becken folgende Bereiche visualisiert und wahrgenommen: eine linke und eine rechte Hälfte, eine vordere und eine hintere Hälfte, eine vordere und hintere rechte Ecke und eine vordere und hintere linke Ecke. All diese Bereiche arbeiten je nach Bewegung unterschiedlich zusammen. Es ist wichtig, dass diese Arbeit harmonisch und ausgeglichen stattfindet. Wir stellen fest, dass allein schon die Berührung und Vorstellung eine Änderung im Beckenbodengefühl herbeigeführt hat.

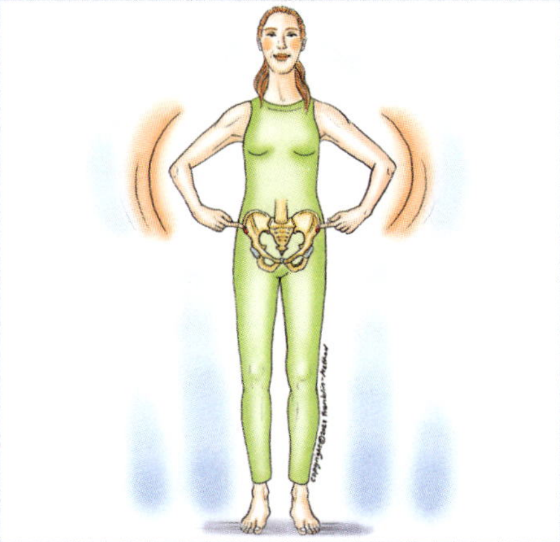

Berühren der vorderen oberen Darmbeinstacheln

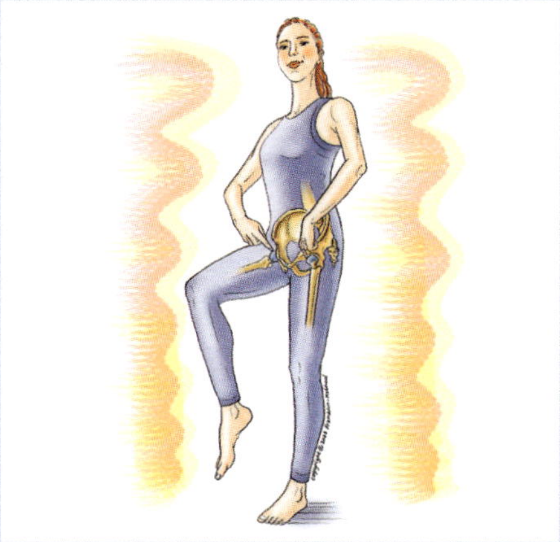

Berühren der Hüftgelenke

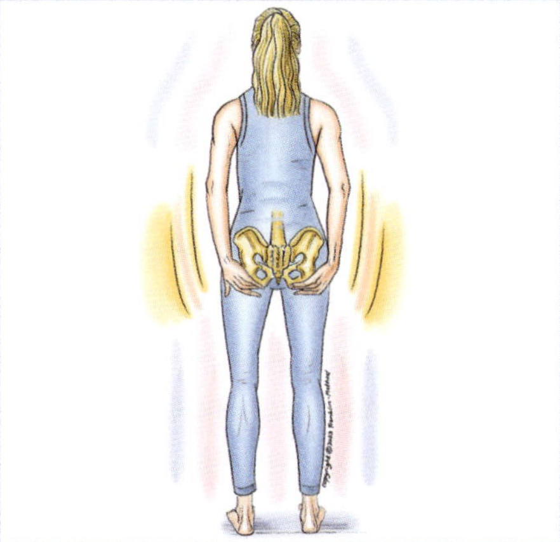

Berühren der Sitzhöcker

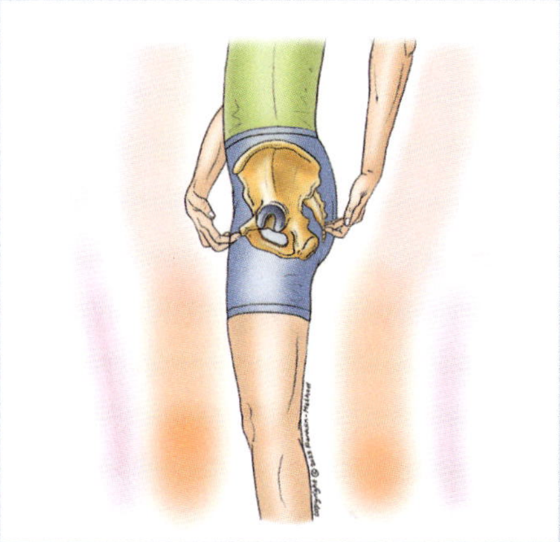

Berühren von Steiß und Schambeinfuge

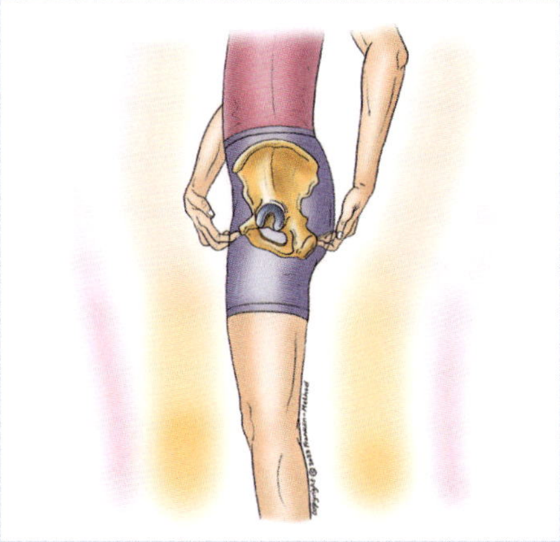

Berührung von Sitzhöcker und Schambein

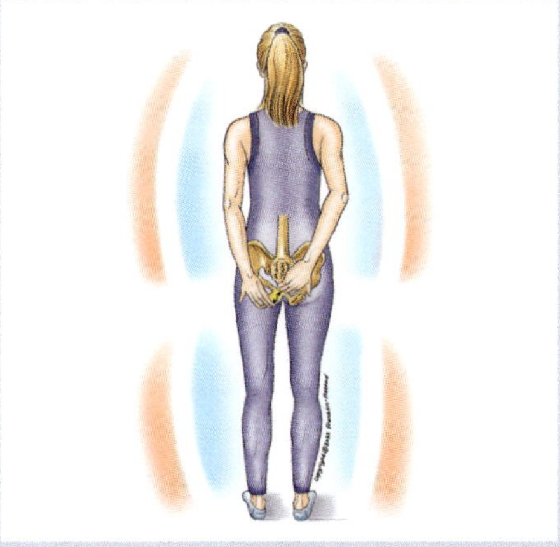

Berührung von Steißbein und Sitzhöcker

DIE GELENKE DES BECKENS

Wer die Gelenke des Beckens kennt, wird an subtiler Bewegung Freude haben. Zunächst wird zwischen den Gelenken im Becken und den Gelenken, die an das Becken angrenzen, unterschieden.

DIE GELENKE AM BECKEN

Am Becken befinden sich folgende Gelenke: zwei Hüftgelenke und die Gelenke zwischen der Lende und dem Kreuzbein. Das sind ein Bandscheiben-Kreuzbeingelenk und zwei Facettengelenke zwischen dem hinteren Kreuzbein und den Gelenksfortsätzen des fünften Lendenwirbels. Im Hüftgelenk sind Bewegungen in allen drei Dimensionen möglich, im Lenden-Kreuzbeingelenk vor allem ein Beugen und Strecken. Die Bewegungen dieser Gelenke sind entscheidend wichtig für jegliches dynamische Beckenbodentraining.

Bewegung ins Becken bringen

1. Wenn Sie das Becken als Bewegungseinheit wahrnehmen, können Sie im Stehen drei typische Bewegungen ausführen: das Becken vor- und zurückneigen, seitwärts nach links und rechts bewegen oder drehen. Beim Drehen bewegt sich die linke Hüfte zurück, die rechte nach vorn und umgekehrt. Dies entspricht dem Bewegen des Beckens in den drei Raumebenen: Sagittalebene, Frontalebene, Transversalebene. Liegt Ihr Fokus auf den Hüftgelenken, können Sie die Bewegungen des Beckens noch weiter aufschlüsseln. Es gilt hier, sich mental umzustellen, denn meistens denken wir im Zusammenhang mit dem Hüftgelenk an die Bewegungen des Beins. Für das Beckenbodentraining ist es aber wertvoll, wenn Sie auch die umgekehrte Situation begreifen: das Becken einsetzen, um das Hüftgelenk zu bewegen.

   Das Becken kann in der Sagittalebene nach vorn gekippt werden (Vorwärtsdrehung), was ein Hohlkreuz erzeugt und die Sitzhöcker nach hinten bewegt, oder nach vorn, (Rückwärtsdrehung), was die Lende eher rundet und die Sitzhöcker nach vorn schiebt. Diese Bewegung ist enorm wichtig für das Beckenbodentraining und kommt im Stehen und Sitzen vor. Beckenkippen ist im Liegen eingeschränkt, außer man platziert zwei Bälle unter das Becken. Kippen Sie das Becken nach vorn, entsteht eine leichte Dehnung im Beckenboden. Kippen Sie es zurück, werden die Beckenbodenmuskeln leicht verkürzt. Das Neigen des Beckens geht übrigens viel besser, wenn die Hüft- und Knie-

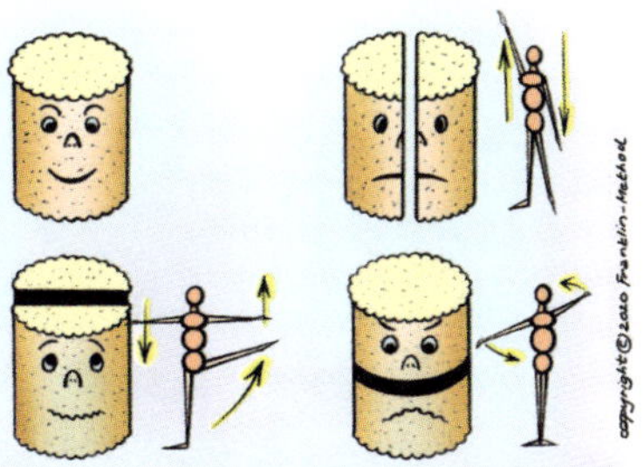

Die drei Raumebenen: oben rechts Sagittalebene, unten links Frontalebene, unten rechts Transversalebene

gelenke leicht gebeugt sind. Im Stehen bleiben die Schultern oberhalb des Beckens. Diese Bewegung trainiert den Beckenboden, den Rücken und die Bauchmuskeln und sollte unbedingt auch bei älteren Menschen geübt werden.

2. Bei der Kippung des Beckens nach vorn kann sich der ganze Rücken nach vorn bewegen. Diese Art der Ausführung aktiviert ebenfalls den Beckenboden und geschieht zum Beispiel beim Hinsetzen oder Aufstehen (siehe Abbildung auf Seite 150). Sie können auch den Rücken beugen und strecken, ohne dass sich das Becken wesentlich mitbewegt. Diese Bewegung ist eine Kräftigung des Rückens und des Bauches, aber nicht des Beckenbodens, außer in seiner stabilisierenden Funktion für die Beckengelenke. Der Beckenboden ist ein wichtiger Haltungsmuskel (posturaler Muskel) und wird fast bei jeder Bewegung im Alltag aktiviert. Allein der Übergang vom Stehen ins Gehen aktiviert die Haltefunktion des Beckenbodens.

3. Heben Sie eine Beckenhälfte an und senken Sie sie wieder (dies geht am besten, wenn Sie auf einem Bein stehen). So finden Sie die nächste Bewegungsrichtung des Beckens im Hüftgelenk. Bewegen Sie das Becken nun in der Frontalebene.

4. Sie können das Becken auch um eines der Hüftgelenke herum drehen. Diese Bewegung findet statt, wenn Sie im Kreis gehen. Die beschriebenen Bewegungen können ohne eine gewisse Elastizität im Beckenboden nicht ausgeführt werden. Deshalb gilt: täglich üben!

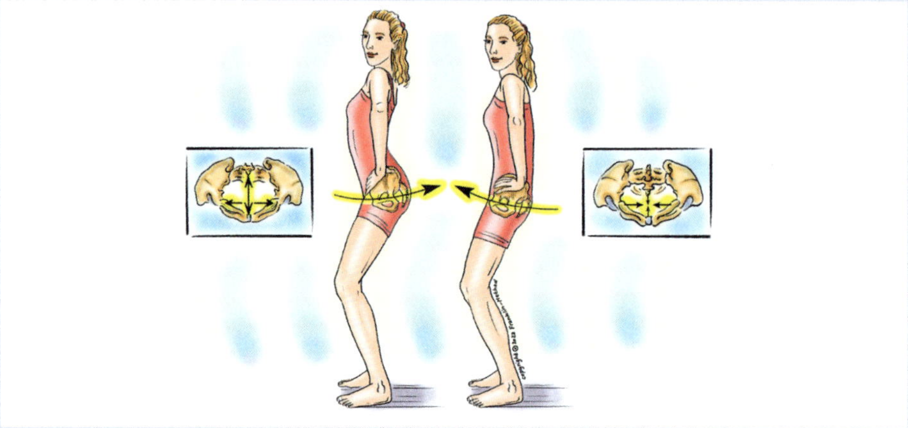

Rückneigen (links) und Vorneigen (rechts) des Beckens

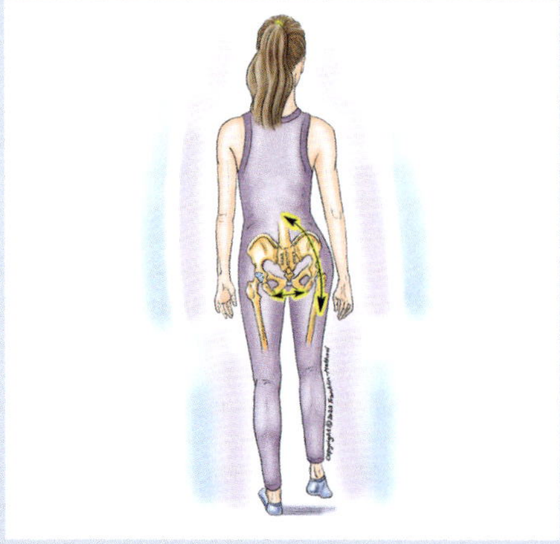

Eine Beckenseite anheben und senken

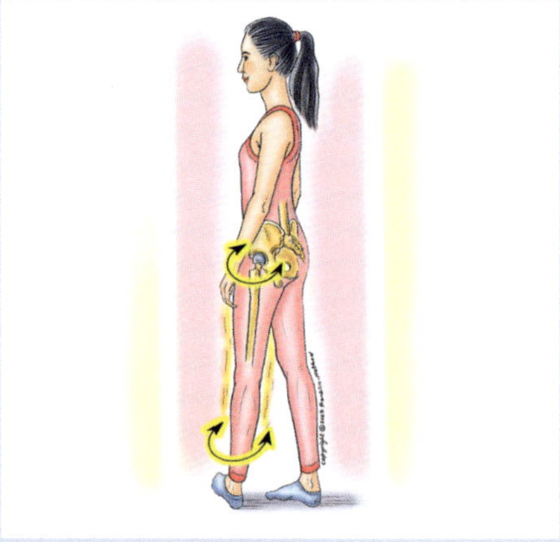

Das Drehen/Schwingen des Beckens um eines der Hüftgelenke

DIE GELENKE INNERHALB DES BECKENS

Innerhalb des Beckens befinden sich fünf Gelenke: das Gelenk zwischen der rechten Beckenhälfte und der Schambeinfuge und zwischen der rechten Beckenhälfte und dem Kreuzbein. Dasselbe gibt es auf der anderen Seite: das Gelenk zwischen der linken Beckenhälfte und der Schambeinfuge und der linken Beckenhälfte und dem Kreuzbein. Das Schambeinfugengelenk ist eine sogenannte Symphyse (ähnlich wie die Bandscheiben des Rückens), lässt nur eine Bewegung zu und besteht aus Faserknorpel. Die Gelenke zwischen den Beckenknochen und dem Kreuzbein, auch Iliosakralgelenke genannt, sind vor allem bei Jugendlichen noch sehr beweglich. Das Kreuzbein-Darmbeingelenk (Iliosakralgelenk) ist ein echtes Gelenk, mit einigen Besonderheiten. Die Darmbeinseite ist mit Faserknorpel überzogen, was bei straffen Gelenken anzutreffen ist, die Kreuzbeinseite mit hyalinem Knorpel besetzt, typisch für ein frei bewegliches Gelenk. Das Becken hat also zwei Gesichter, das sehr starke und stabile und das subtil bewegliche.

Durch diese vier Gelenke – zwei Schambeinfugengelenke und zwei Kreuzbein-Darmbeingelenke – entsteht eine innere Beckenbewegung, die für das Training des Beckenbodens von entscheidender Bedeutung ist. Diese Gelenke sind Partner in einer sogenannten geschlossenen Kette. Das heißt, dass jede Veränderung in der Stellung eines der Gelenke eine Wirkung auf die anderen Gelenke in der Kette hat. Auch kann man das Becken als einen Ring bezeichnen, der an vier Gelenken fester oder lockerer sein kann.

Wieso sind diese Gelenke nötig? Ganz einfach, weil das Becken im Alltag und bei jeder Bewegung immer wieder verschieden belastet wird. Ein Team von Muskeln mit Bändern und Faszien (eine Art Bindegewebe) passt diese Festigkeit der Gelenke an. Im Liegen können die Gelenke locker sein. Im Stehen müssen sie etwas fester sein, um Lasten zu übertragen, zum Beispiel vom Oberkörper zu den Beinen oder bei der Bodenkraft von den Beinen zum Oberkörper. Beim Joggen oder Möbelverschieben beispielsweise sind die Kräfte noch größer und das Becken ist entsprechend viel fester. Die Gesundheit der Beckengelenke und des Rückens hängt also vom Timing und der Höhe dieser Beckenfestigkeit ab.

Das fünfte Gelenk im Becken befindet sich zwischen dem Kreuzbein und dem Steißbein. Das Steißbein kann sich in diesem Gelenk ein wenig nach vorn und wieder zurückbewegen. Manche Menschen haben durch einen höchst unangenehmen Sturz auf das Gesäß ein gebrochenes oder nach vorn geklapptes Steißbein. Dies beeinflusst den Beckenboden, weil am Steißbein und unteren Kreuzbein viele Muskeln befestigt sind. Das Steißbein und das Steißbein-Kreuzbeingelenk können mit zunehmendem Alter verknöchern. Dies sollte aber durch Training des Beckenbodens unbedingt vermieden werden, eine jugendliche elastische Beweglichkeit und ein aktives Sexualleben wird dadurch gefördert.

Dank dieser Gelenke sind die Sitzhöcker, Schambeine und Darmbeine gegeneinander beweglich, wenn auch nur in viel geringerem Umfang im Vergleich zu einem Schultergelenk. Zu viel Beweglichkeit im Becken wäre destabilisierend. Keine Bewegung im Becken ist aber genauso problematisch: Die ganze Wirbelsäule und die Beine wären in ihrer Bewegung eingeschränkt, das Abfangen von Krafteinwirkungen wäre unmöglich, der Gang roboterhaft. Die kleinen Bewegungen der Beckengelenke sind für die Koordination der Beine, der Wirbelsäule und für die Geburt von entscheidender Bedeutung. Wäre keine Bewegung im Becken möglich, könnte die Frau nicht gebären und niemand wäre fähig, schwungvoll und mit ausladenden Schritten zu tanzen. In den folgenden Übungen beginnen Sie nun, die innere Bewegung des Beckens wahrzunehmen.

Sitzhöckerbewegung

1. Nehmen Sie die Bewegung der Sitzhöcker im Stehen wahr. Die Füße stehen ziemlich weit auseinander. Strecken und beugen Sie die Beine und spüren Sie, was mit den Sitzhöckern geschieht. Nehmen Sie wahr, dass sich die Sitzhöcker beim Beugen der Beine etwas auseinanderbewegen. Wer das nicht spürt, kann versuchen, die Sitzhöcker während der Bewegung zu berühren. Beim Strecken der Beine pendeln die Sitzhöcker wieder aufeinander zu. Diese Bewegung ist ein Beispiel für dynamisches Beckenbodentraining. Die Muskeln des Beckenbodens verlängern und verkürzen sich, wie beim Training von anderen Muskeln.

2. Wenn Sie die Sitzhöcker zusammenkneifen, ist es schwierig, die Beine zu beugen. Ich empfehle dennoch, dies einmal zu tun, um die Konsequenzen wahrzunehmen: Das Hüft-

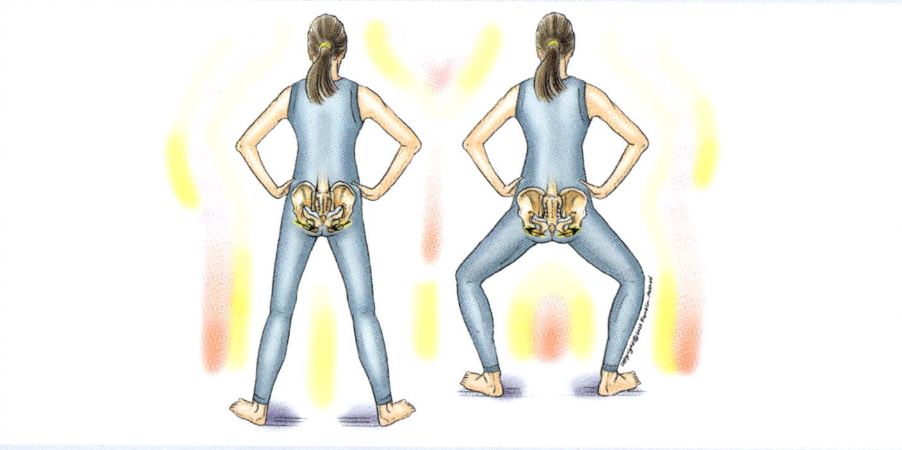

Beine beugen und strecken mit Sitzhöckerbewegung

gelenk ist blockiert, die Knie verlieren ihre Zentrierung, was die Kniegelenke und Bänder stark belastet. Ein verkrampfter Beckenboden belastet die Knie. Leider wird bei einigen bekannten Trainingsmethoden und im Tanz (Ballett) dieses Zusammenkneifen der Pobacken und des Beckenbodens als Haltungsstrategie noch öfters praktiziert, was verheerende Auswirkungen auf die Gesundheit der Beingelenke und des Rückens hat.

3. Das nächste Experiment: Beugen Sie die Beine und bewegen Sie die Sitzhöcker auseinander. Wenn Sie nun die Sitzhöcker außen lassen, während Sie die Beine wieder strecken, wird der Rücken in eine Hohlkreuzposition gedrängt. Ein schlaffer oder überdehnter Beckenboden, der sich nicht gut verkürzen kann, sorgt also für eine Hohlkreuzhaltung.

4. Stellen Sie fest, dass die Beckenbewegung mit der Beinbewegung und mit der Wirbelsäule gekoppelt ist. So finden viele Kreuzschmerzen und Beinfehlstellungen ihren unsichtbaren Ursprung im Becken. Gleichzeitig ist Beckenbodentraining so einfach, wie den Fokus auf die Sitzhöcker und die Beckenbodenmuskeln zu richten, wenn Sie die Beine beugen und strecken. Der Fokus auf die Zielmuskeln beim Training aktiviert diese übrigens mehr, als wenn Sie beim Üben über etwas anderes nachdenken. Was im Kopf abläuft, ist Teil der Trainingswirkung.

SCHLÜSSELSTELLE KREUZBEIN

Wir werfen noch einen letzten Blick auf das Kreuzbein-Darmbeingelenk, denn es birgt noch ein beachtliches Geheimnis. Das Kreuzbein sieht aus wie der Schlussstein einer Gewölbebrücke, gebildet von den Beinen und dem Becken. Eine Gewölbebrücke ist sehr stabil, dies wussten schon die alten Römer, und diese Stabilität wird durch Druckbelastung noch erhöht. Es ist kein Zufall, dass der Schwerpunkt des menschlichen Körpers vor dem Kreuzbein liegt.

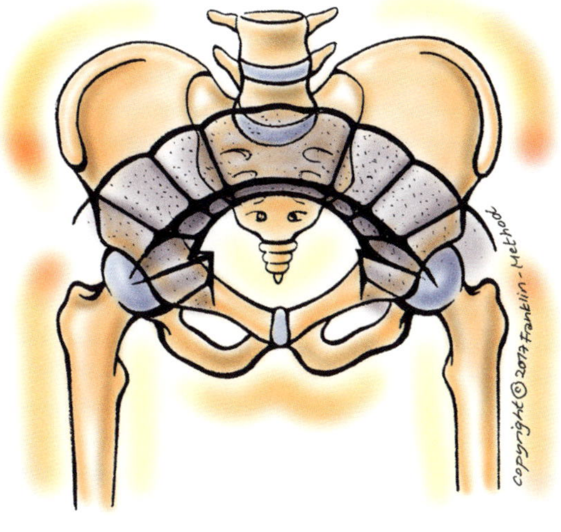

Das Beckengewölbe

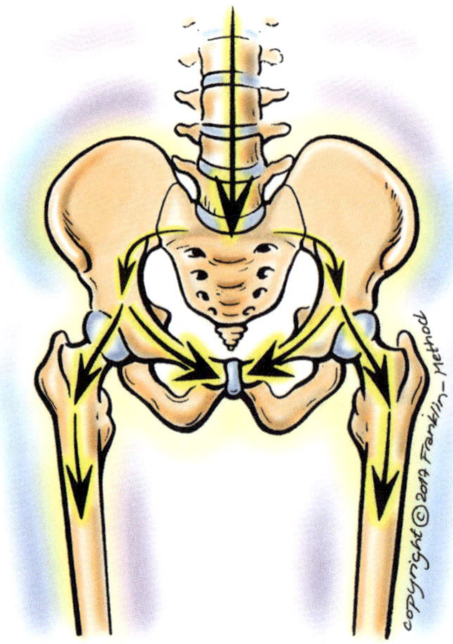

Die Wirbelsäule überträgt das Gewicht des Oberkörpers auf das Kreuzbein, das diese Last im beidbeinigen Stand gleichmäßig auf die beiden Beckenschaufeln verteilt. Von hier gelangt das Gewicht auf die Oberschenkelköpfe und zu den Beinen. Ein Teil der Belastung dient dazu, die Schambeinfuge zusammenzudrücken, was hilft, das Becken zu stabilisieren.

Kraftübertragung durch das Beckengewölbe

Schwerezentrum Kreuzbein spüren

1. Spüren Sie im Stehen Ihr Kreuzbein und stellen Sie sich vor, wie das Gewicht des Oberkörpers auf diesem Knochen ruht. Das Kreuzbein verteilt dieses Gewicht gleichmäßig auf beide Beine, die die Kraft an die Erde weiterleiten.

2. Nehmen Sie im Stehen den Erdrückstoß gegen Ihre Füße wahr. Stellen Sie sich vor, wie diese Kraft durch Ihre Beine aufwärts treibt und von unten gegen die Hüftgelenke, die Beckenhälften und das Kreuzbein stößt.

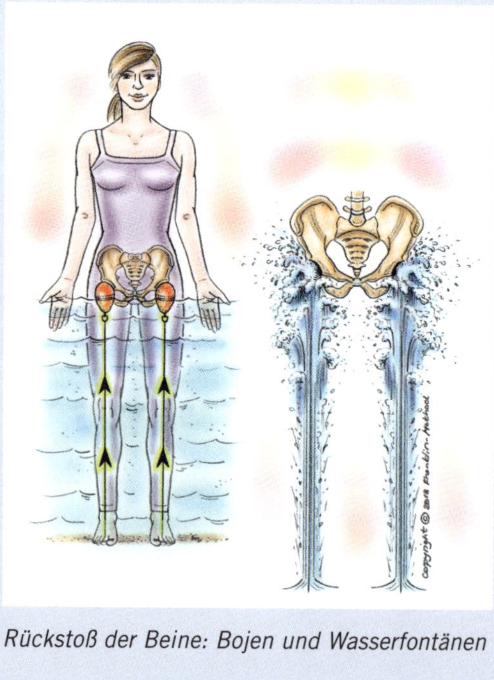

Rückstoß der Beine: Bojen und Wasserfontänen

3. Sie können sich vorstellen, dass die Oberschenkelköpfe Bojen sind, die das Becken nach oben stoßen. Ein anderes Bild ist folgendes: Die Beine sind Wasserfontänen, die das Becken von unten nach oben stoßen.

4. Nehmen Sie wahr, wie die Kraft, die von oben in das Kreuzbein strömt, genauso groß ist wie die Kraft von unten. Können Sie dieses Gleichgewicht der Kräfte auch in der Bewegung wahrnehmen?

DAS KREUZ MIT DER EVOLUTION

Der Mensch hat im Vergleich zu den Tieren ein großes Becken, das bei den Frauen breiter und tiefer ist als bei Männern. Diese Beckenform hängt mit dem überdimensionierten menschlichen Kopf zusammen, der bei der Geburt seinen Weg durch den engen Geburtskanal finden muss. Wieso ließ die Evolution diesen schmerzhaften und manchmal gefährlichen Engpass zu? Die Ursache ist die Intelligenz des Menschen. Die Intelligenz hängt mit der Größe des Gehirns zusammen. Das Becken ist gewachsen, um dem immer größer werdenden Gehirn mit entsprechendem Schädel den Durchgang zu ermöglichen. Dieses Beckenwachstum hörte aber an einem bestimmten Punkt auf, weil sonst das Gehen und Springen nicht mehr funktioniert hätte. Das Gehirn aber wuchs weiter und hat heutzutage bei der Geburt erst ein Drittel seiner endgültigen Größe erreicht. Ein Schimpansenbaby besitzt bei der Geburt immerhin schon ein Gehirn, das der Hälfte der ausgewachsenen Größe entspricht. Wenn man die menschliche Entwicklung mit der der Tiere vergleicht, so müsste der Mensch bis zur Geburt 21 Monate lang im Bauch der Mutter heranwachsen. Der Mensch wird ein Jahr zu früh geboren und ist dann, im Vergleich zu den meisten Tieren, hilflos. Die Evolution entschied, dass es besser ist, ein hilfsbedürftiges Baby als ein dummes zu haben. Dies hatte offenbar auch kulturelle Vorteile: Ohne Zusammenarbeit war das Erziehen der Kinder kaum möglich. Omas und Opas, Geschwister und Eltern, sie alle durften ihren Teil zum Gedeihen des Kindes beitragen. Becken und Kultur hängen also eng miteinander zusammen.

Es gibt ein weiteres Element, das mithilft, dass das Baby nicht schon mit sieben Monaten aus dem Bauch der Mutter geboren wird. Das Becken kann mithilfe seiner Gelenke seine Form so verändern, dass der Geburtskanal phasenweise erweitert wird. Bei dieser sogenannten Nutation (dem Nicken) des Kreuzbeins kippt der obere vordere Rand *(Promontorium)* nach vorn, während sich das untere Ende inklusive Steißbein nach hinten bewegt. Dies stößt die Sitzhöcker zur Seite und das kleine Becken wird erweitert, um dem Baby wie bei einer sich öffnenden Schleuse einen Durchschlupf zu gewähren. Die Bewegung der Beckenknochen ermöglicht immerhin eine

Vergrößerung der Distanz zwischen Steiß- und Schambein von etwa 3,5 Zentimetern. Zudem dreht sich der Kopf des Babys, verformt sich elastisch und wird durch die Interaktion mit den Beckenknochen sanft in die Länge gedrückt. Unser Becken ist also auch eine Art Skulpteur, der das Baby für die Geburt zurechtmodelliert.

All diese Dehnungen und Drehungen stimulieren auch die Nadis, also die Energiebahnen im Körper. So wird dafür gesorgt, dass die Organe und alle Gewebe außerordentlich gut durchblutet werden und infolgedessen mehr Kraft haben. Dieser Effekt hält noch eine beträchtliche Weile an. Sportlerinnen berichten, dass sie nach der Geburt ihres Kindes (natürlich nach einer Erholungsphase) über mehr Energie und Leistungsfähigkeit verfügen.

Die Bewegung des Kreuzbeins findet also nicht isoliert statt. Alle anderen Beckenknochen, die Wirbelsäule und die Beine machen eine Stellungsänderung durch. Diese Stellungsänderungen, richtig koordiniert, können die Beweglichkeit und Kraft stark verbessern. Der Geburtsvorgang hat nebenbei geholfen, das Bewegungsrepertoire zu erweitern, auch dasjenige der Männer, die dieselben Bewegungen im Becken, aber in geringerem Umfang ausführen können. Entdeckt man die Koordination des Beckens, wird die Beweglichkeit der Beine und der Wirbelsäule besser und der Rücken wird entlastet. Sogar die Stellung der Füße und des Kiefers wird positiv beeinflusst.

DER TANZ DER BECKENHÄLFTEN

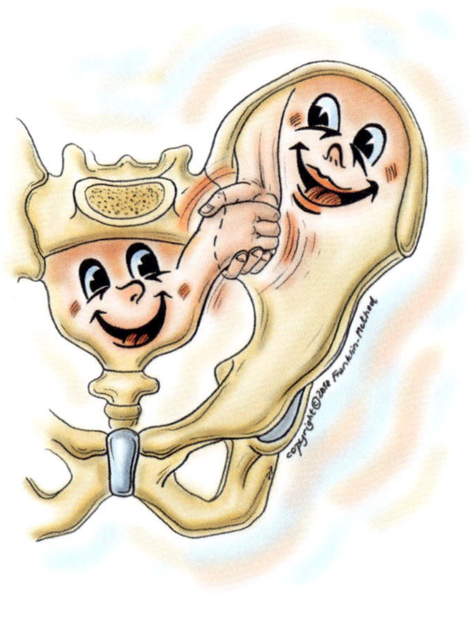

Teamwork von Kreuzbein und Beckenhälfte

Wir betrachten nun die bei der Geburt beschriebenen Bewegungen des Beckenknochens etwas genauer. Dies wird Ihnen helfen, differenziertes Beckenbodentraining auszuführen. Zum besseren Verständnis üben Sie das Visualisieren eines Teilaspektes der Bewegung, um mentalen Übereifer zu vermeiden.

Sitzhöcker, Darmbeinschaufeln und Schambeine sind beim Erwachsenen ein einziger Knochen. Eine Sitzhöckerbewegung ist auch eine Bewegung der Darmbeinschaufeln. Die Bewegung der Beckenhälften wiederum ist mit dem zwischen ihnen liegenden Kreuzbein gekoppelt. Eine Bewegung des Kreuzbeins bedeutet eine Bewegung der Beckenhälften. Das Ganze ist wie ein Tanz der Beckenknochen, wobei sich das Kreuzbein zweier Partner erfreut.

Sie erinnern sich an die Bewegungen der Sitzhöcker in der Kniebeuge: Sie bewegen sich auseinander. Da aber die Sitzhöcker nur das eine Ende der Beckenhälfte sind, bewegen sich die entgegengesetzten Enden der Beckenhälfte aufeinander zu. Es ist wie bei einer Wippe: Wenn sich die eine Seite in eine Richtung bewegt, geht die andere in die Gegenrichtung. Diese obere »Entsprechung« der Sitzhöcker sind die vorderen oberen Darmbeinstacheln (VOD) und der vordere Teil des Beckenkamms.

Die komplette Bewegung des Beckens beim Kniebeugen ist also ein Nutieren des Kreuzbeins, ein Auseinanderweichen der Sitzhöcker und das Zusammenkommen der vorderen oberen Darmbeinstacheln. Das Wort Nutieren heißt so viel wie »nicken«. Wenn Sie nicken, bewegt sich der Kopf etwas nach vorn. Genauso verhält es sich beim nutierenden Kreuzbein. Der obere Teil des Kreuzbeins, auch Basis genannt, bewegt sich nach vorn unten und tiefer ins Becken, das Steißbein nach hinten oben. Beim Strecken der Beine läuft der ganze Beckenfilm rückwärts ab. Das Kreuzbein nutiert dagegen, die Basis des Kreuzbeins bewegt sich zurück, das Steißbein nach vorn, die Sitzhöcker bewegen sich aufeinander zu und die vorderen oberen Darmbeinstacheln weichen leicht auseinander. Wenn Sie nun denken, dass Sie diese Knochenbewegungen nicht interessieren, sondern nur das Beckenbodentraining, so ist das, wie wenn man den Oberarmmuskel (Bizeps) trainieren möchte, ohne zu verstehen, dass man dazu den Ellbogen beugen und strecken muss.

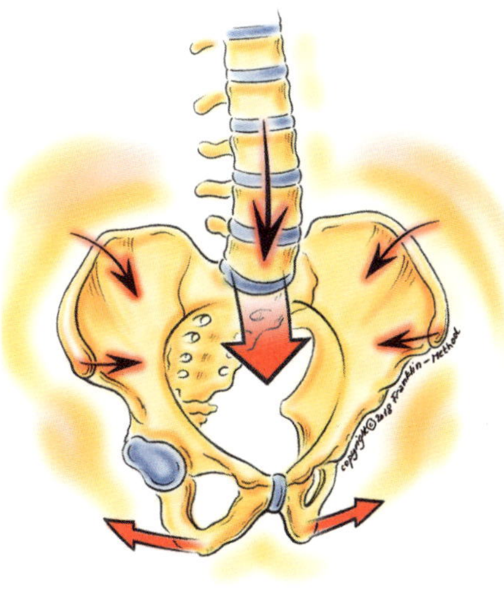

Nutation des Kreuzbeines und Beckenbewegung

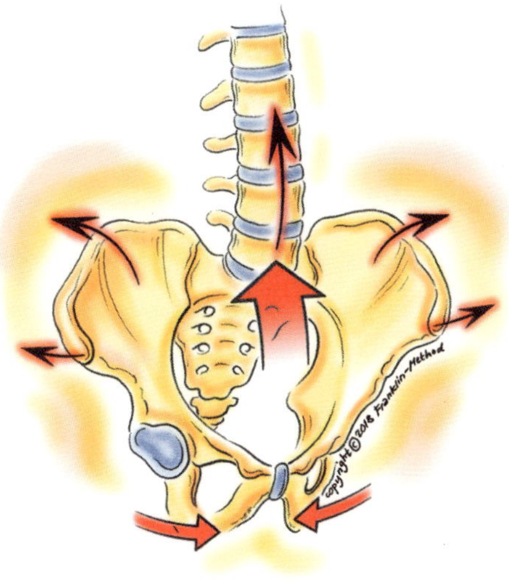

Gegennutation des Kreuzbeines und Beckenbewegung

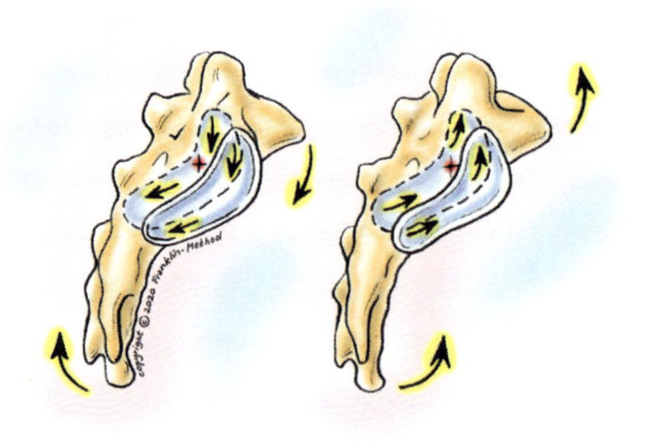

Nutation und Gegennutation des Kreuzbeines von der Seite gesehen

Es sollte nicht überraschen, dass die Nutation bei der Geburt größer ist als bei Alltagsbewegungen. Für das Beckenbodentraining, für die Gesundheit des Rückens und eine gute Haltung ist es aber entscheidend, sich dieser kleinen Bewegungen bewusst zu werden. Es empfiehlt sich als Geburtsvorbereitung, aber auch als Beweglichkeitstraining für Männer, die folgende Übung regelmäßig auszuführen, bis sich das Bewusstwerden dieser Gelenke einstellt.

Iliosakralgelenk lokalisieren

Das Iliosakralgelenk ist nicht direkt oder einfach zu ertasten. Aber eine gewisse Berührungshilfe ist vorhanden, nämlich die beiden hinteren oberen Darmbeinstacheln. Diese finden Sie am hinteren unteren Ende der Darmbeinschaufeln. Ertasten Sie diese im Stehen oder Sitzen unter der Haut, indem Sie das Becken etwas nach vorn und zurück oder seitlich bewegen. Die hinteren oberen Darmbeinstacheln liegen auf beiden Seiten des Kreuzbeins und sind unter der Haut als zwei kleine Höcker tastbar. Diese Punkte weisen auf die davor und etwas seitlich liegenden Kreuzbein-Darmbeingelenke hin.

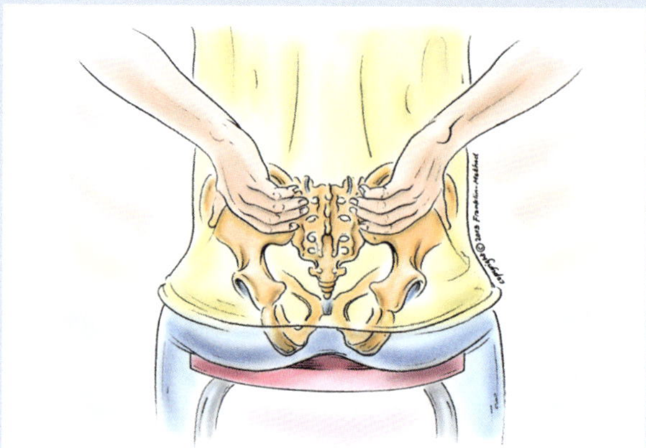

Die Lage des Iliosakralgelenkes

Nutation imaginieren

1. Führen Sie im breitbeinigen Stand eine Kniebeuge aus wie bei der Übung »Sitzhöckerbewegung« (siehe Seite 36). Die Hände ruhen auf dem Steißbein. Unter den Fingerspitzen spüren Sie die Bewegungen des Steißbeins.

2. Wenn Sie die Beine beugen und sich die Sitzhöcker auseinanderbewegen, spüren Sie, wie sich das Steißbein zurückbewegt. Stellen Sie sich vor, dass das Kreuzbein nutiert.

3. Wenn Sie die Beine wieder strecken, visualisieren Sie die Gegenbewegung: Das Kreuzbein nutiert entgegengesetzt, die Sitzhöcker kommen wieder zusammen, das Steißbein bewegt sich nach vorn. Wiederholen Sie diese Vorstellung mit der entsprechenden Bewegung etwa fünf- bis sechsmal.

Beckenheben (Brücke)

Das Anheben des Beckens aus einer liegenden Position ist ein Allrounder und wird für ganz viele Zwecke angepriesen wie die Stärkung des Rückens und des großen Gesäßmuskels *(Gluteus maximus)* und für das Training des Beckenbodens. Eine Übung ist aber nur so gut wie Ihr Fokus. Je nachdem, wohin Sie Ihre Aufmerksamkeit lenken, werden Sie die besten Resultate erzielen. In diesem Fall auf den Beckenboden.

1. Legen Sie sich auf den Rücken, die Beine angewinkelt, die Füße stehen auf dem Boden. Heben Sie das Becken langsam nach oben und spüren Sie, was mit den Sitzhöckern passiert: Sie nähern sich aneinander an. Die Schultern und der Nacken bleiben entspannt. Senken Sie das Becken wieder und nehmen Sie wahr, wie sich die Sitzhöcker auseinanderbewegen. Wiederholen Sie diese Bewegung dreimal und stellen Sie sich vor, dass die Kraft zum Anheben des Beckens vom Beckenboden kommt.

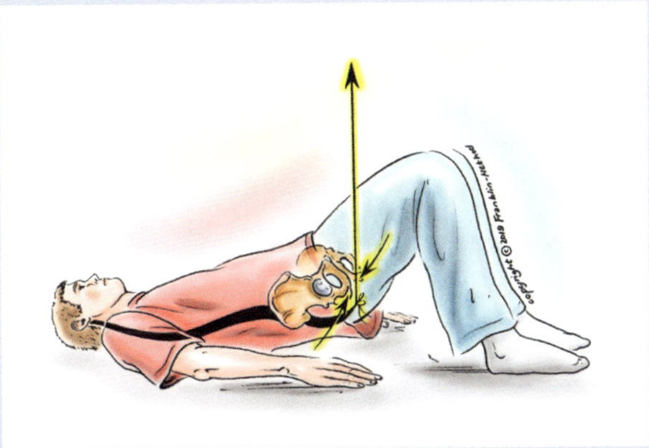

Beckenheben mit Faden am Steiß

2. Ruhen Sie sich einen Augenblick aus, bevor Sie das Becken noch einmal

anheben, diesmal mit der Aufmerksamkeit auf dem Steißbein. Stellen Sie sich vor, dass eine Schnur am Steißbein befestigt ist, die mit sanftem Zug nach oben das Becken anhebt. Beim Senken des Beckens sorgt der Faden für eine weiche Landung. Wiederholen Sie diese Bewegung dreimal mit dem Fokus auf dem Steißbein und stellen Sie fest, dass sich auch der Rücken etwas entspannter anfühlt.

Beugen einer Beckenhälfte

Ihr Fokus lag bis jetzt auf Übungen mit beiden Füßen am Boden. Das heißt, dass die Bewegung beider Beine gleich war. Nun werden Sie aber ein Bein anheben, indem Sie die Hüfte beugen. Dies führt zu Veränderungen im Becken und Beckenboden, die Sie imaginieren werden, damit Sie diese im Training bewusst einsetzen können.

Zum besseren Verständnis: Wenn Sie beispielsweise einen Arm in die Höhe strecken, dreht sich das Schulterblatt nach oben, um die Gelenkpfanne für den Oberarm mehr nach oben auszurichten. Genau dasselbe passiert im Becken, wenn Sie ein Bein mit der Beckenhälfte anheben, nur viel weniger. Die Beckenhälfte dreht sich auf der Seite der Hüftbeugung ein wenig zurück, sodass das Hüftgelenk etwas mehr nach oben zeigt.

1. Berühren Sie den Sitzhöcker und den vorderen oberen Damenbeinstachel der rechten Beckenhälfte. Die Finger der rechten Hand ruhen auf dem Sitzhöcker, die Finger der linken Hand auf dem vorderen oberen Darmbeinstachel derselben Seite.

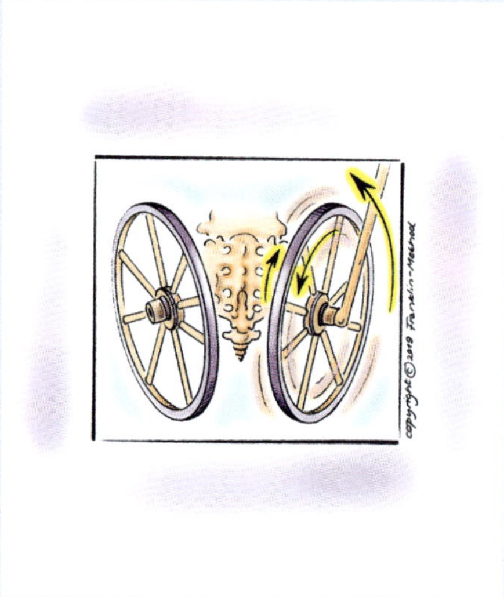

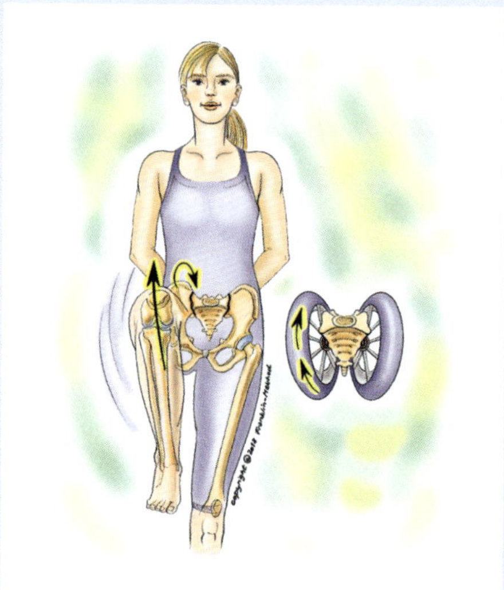

Die Beckenhälfte als Rad

2. Heben Sie das rechte Bein nach oben und spüren Sie, wie sich der rechte Sitzhöcker nach vorn und der vordere obere Darmbeinstachel leicht zurückbewegt. Dies passiert, weil sich die Beckenhälfte – wie ein Rad – ein wenig rückwärts dreht.

3. Senken Sie das Bein wieder. Die Bewegung dreht sich dabei um. Der Sitzhöcker der rechten Seite bewegt sich zurück und der vordere obere Darmbeinstachel nach vorn.

4. Wiederholen Sie diese Bewegung etwa siebenmal, sodass Sie diese gut spüren können.

5. Bevor Sie auf der anderen Seite üben, vergleichen Sie die Seiten. Wahrscheinlich ist das rechte Hüftgelenk jetzt beweglicher geworden, und wenn Sie auf dem rechten Bein stehen, fühlen Sie sich stabiler als auf dem linken. Die ganze rechte Beckenhälfte ist aufgerichteter und hat mehr Spannkraft. Wiederholen Sie die ganze Übung nun auf der linken Seite.

Beckenradbewusstsein

1. Legen Sie Ihre Hände mit gespreizten Fingern auf die Seiten des Beckens. Heben Sie das rechte Bein und drehen Sie die Hand so, dass die Finger mehr nach vorn zeigen, um die Bewegung der Beckenhälfte zu unterstützen.

2. Anschließend heben Sie das linke Bein und stellen sich vor, es dreht sich wie ein Rad. Die linke Hand unterstützt nun die Bewegung.

3. Wechseln Sie links und rechts etwa fünfmal ab. Spüren Sie auch, ob sich beide Beckenhälften bei dieser Bewegung gleich anfühlen.

4. Die Bewegung der Beckenhälften dehnt und aktiviert die Beckenbodenmuskeln in diagonaler Weise, wie beim Gehen.

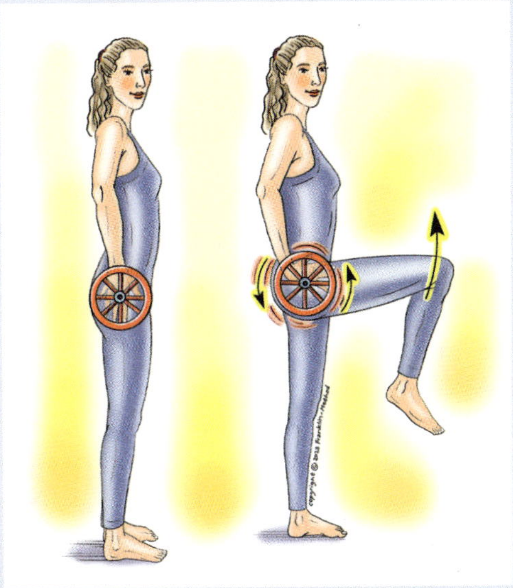

Die Hände auf den Beckenhälften bei der Rad-Übung

ALLES IST DREHUNG

Bein- und Beckenstellung sind eng miteinander gekoppelt, dies haben Sie beim Beugen und Strecken der Beine wahrgenommen. Es gibt noch eine weitere Bewegungsrichtung der Beine, die für den Beckenboden relevant ist. Beim Strecken der Beine (Knie) drehen sich die Oberschenkelknochen einwärts. Diese Bewegung nennt sich Schlussrotation und hilft, das Bein zu stabilisieren. Wenn Sie die Beine (Knie) beugen, dreht der Oberschenkel in die Gegenrichtung nach außen. Um die Sache zu verkomplizieren, tun die benachbarten Knochen genau das Gegenteil. Dabei darf die Beckenhälfte als oberster Beinknochen betrachtet werden. Wenn Sie die Beine strecken, drehen die Oberschenkelknochen einwärts und die darauf stehenden Beckenhälften auswärts. Deshalb bewegen sich auch die rückwärtig liegenden Sitzhöcker beim Strecken der Beine aufeinander zu.

Die bewusste Koordination von Beckenboden und Beinen hilft Knie- und Hüftarthrosen zu vermeiden. Wenn Sie diese Bewegungen wahrnehmen und mit Vorstellungskraft unterstützen, werden Sie feststellen, dass Sie im Beckenboden und somit auch in den Hüftgelenken viel elastischer und beweglicher werden. Sie können sich tiefer bücken, ohne den Rücken anzustrengen, und das Tragen von Lasten wird viel einfacher. Personen, die sich mit Gymnastik und Tanz befassen, können von der folgenden Bewegungs- und Vorstellungsübung für ihre Bewegungstechnik profitieren.

Die in diesem Buch beschriebene Koordination der Knochen und Gelenke bezeichnet die Franklin-Methode als »Knochen-Rhythmen«. Den Begriff prägte ich vor etwa 35 Jahren, um das Zusammenspiel von Gelenken und Knochen für ein effizientes Bewegen zu beschreiben. Seither werden die Knochen-Rhythmen von vielen Pilates-, Yoga- und Tanzlehrer*innen und sogar Reitpädagog*innen eingesetzt.

Drehbewegung des Oberschenkelknochens wahrnehmen

Bevor Sie starten, eine wichtige Bemerkung: Die Bewegung, die Sie jetzt wahrnehmen werden, ist automatisch, also in den Körper eingebaut. Es geht darum, diese zu spüren, sodass Sie sie besser koordinieren können.

1. Legen Sie die Hände auf den unteren Bereich der Oberschenkel. Beugen und strecken Sie die Beine. Nehmen Sie die Drehbewegung des Oberschenkelknochens (um die eigene Achse) wahr. Vor allem am Schluss der Streckung spüren Sie ein leichtes Einwärtsdrehen des Oberschenkelknochens. Die Beckenhälften drehen gleichzeitig

auswärts, die Sitzhöcker kommen zusammen. Wenn Sie die Beine beugen, passiert das Gegenteil: Die Oberschenkel drehen auswärts und die Beckenhälften einwärts, die Sitzhöcker entfernen sich hinten voneinander.

2. Beugen und strecken Sie die Beine mehrmals und stellen Sie sich dabei die Bewegung der oberen Beinknochen vor: Ausdrehen der Oberschenkel und Eindrehen der Beckenhälfte beim Beugen der Beine, Eindrehen der Oberschenkel und Ausdrehen der Beckenhälften beim Strecken der Beine.

3. Probieren Sie auch einmal die umgekehrte Bewegung zu visualisieren, sicher wird diese Vorstellung eine Verkrampfung und Spannung in den Beinen erzeugen.

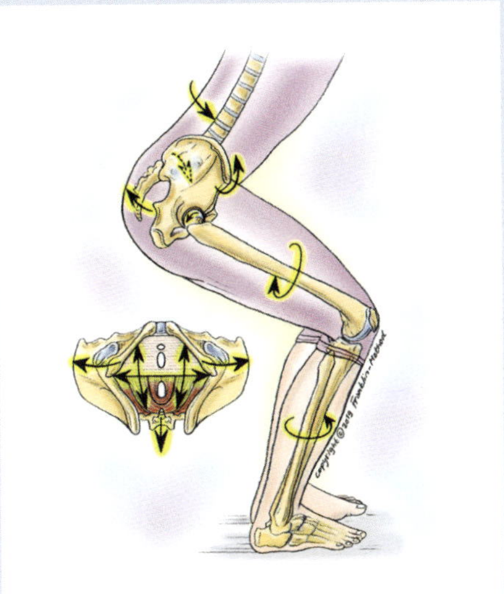

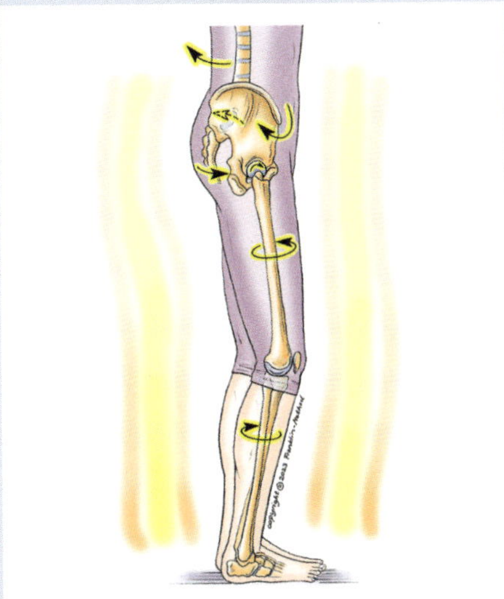

Oberschenkel-Beckenkoordination beim Beugen der Beine

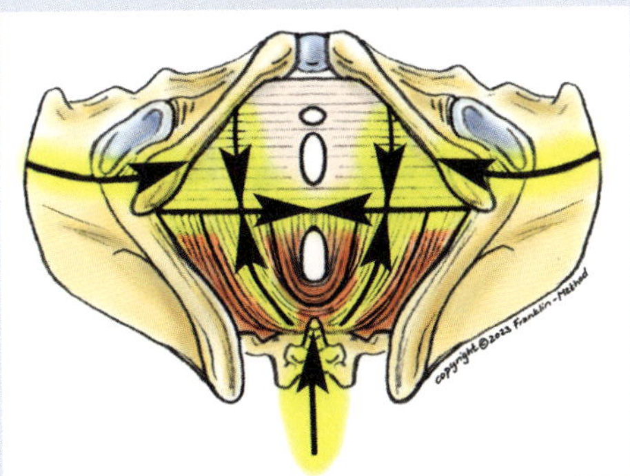

Oberschenkel-Beckenkoordination beim Strecken der Beine

DAS BECKEN KIPPT, DAS KREUZ WÖLBT SICH

Die Beckenbewegungen sind nicht nur mit den Beinen, sondern über das Kreuzbein auch mit der Wirbelsäule koordiniert. Deshalb erleben Rückenleidende beim Beckenbodentraining oft freudige Überraschungen. Ihr Schmerz verschwindet wie von Zauberhand. Betrachten wir nun die Veränderungen der Wirbelsäule und des Beckenbodens beim Vor- und Zurückkippen des Beckens.

Beim Vorkippen des Beckens streckt sich die Lendenwirbelsäule, es entsteht ein Hohlkreuz. Strecken der Wirbelsäule (Extension in der Fachsprache) und Vorkippen des Beckens sind gekoppelte Bewegungen. Das heißt, dass man das eine nicht ohne das andere ausführen kann. Beim Zurückkippen des Beckens bewegt sich die Lendenwirbelsäule nach hinten, was sich Beugung nennt (Flexion). Beckenboden- und Rückentraining sind miteinander gekoppelt. Das Vorkippen ist Aufgabe der unteren Rückenmuskeln mithilfe der Hüftbeuger. Das Zurückkippen wird vom Beckenboden und den rückwärtigen Oberschenkelmuskeln (ischiocrurale Muskulatur) ausgeführt.

Die folgende Übung haben Sie im Zusammenhang mit den Sitzhöckern schon kennengelernt, nun konzentrieren Sie sich auf die Bewegung der Lendenwirbelsäule.

Beckenkippen im Stehen

1. Stellen Sie sich hin, die Füße beckenbreit auseinander, die Knie sind leicht gebeugt. Kippen Sie das Becken nach vorn, sodass ein sanftes Hohlkreuz entsteht. Nehmen Sie dabei wahr, wie sich die Sitzhöcker spreizen und das Kreuzbein nutiert (das Steißbein bewegt sich zurück).

2. Beim Zurückneigen des Beckens runden Sie die Lende (Flexion). Nehmen Sie wahr, wie sich die Sitzhöcker annähern und das Kreuzbein entgegengesetzt nutiert (das Steißbein schwingt nach vorn).

3. Wiederholen Sie die Beckenkippbewegung zwölfmal, bis sich eine klare Wahrnehmung der Bewegungen im Becken einstellt. Spüren Sie dabei, wie sich der Beckenboden und andere Muskeln anspannen oder dehnen. Später werden Sie genauer betrachten, welche Muskeln bei dieser Übung wirksam sind. Wer eine Vorstellungshilfe braucht: Drücken Sie abwechselnd den Bauch und die Lendenwirbelsäule in ein Kissen. Stellt sich keine klare Wahrnehmung ein oder gar eine mentale Verwirrung, lassen Sie sich dadurch nicht beirren. Üben Sie am nächsten Tag mit erneutem Eifer. Oft befasst sich das Nervensystem über Nacht unbewusst mit den Bewegungen und überrascht am nächsten Tag mit einem deutlichen Bild der Bewegung.

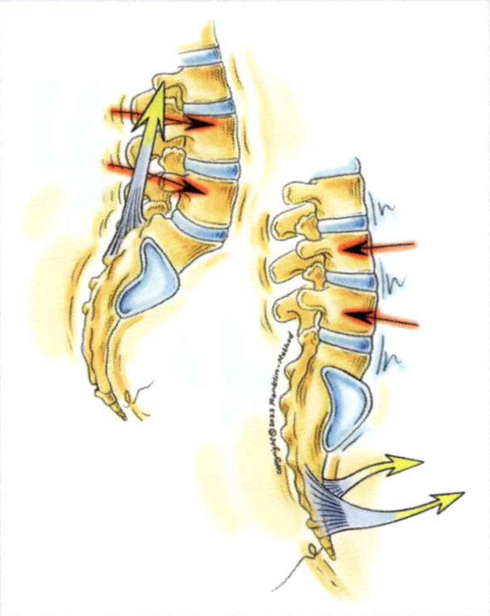

Der Zusammenhang von Kreuzbein und Wirbelsäulenbewegung

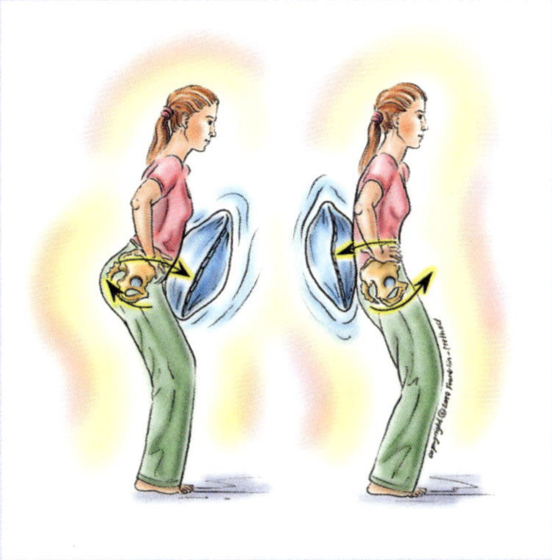

Das Becken wird gekippt und Lendenwirbelsäule und Bauch gegen ein Kissen gedrückt.

Katzenbuckel

Die folgende Übung existiert schon lange, wird aber heute als Yoga, manchmal auch als Pilates gehandelt. Die Ursprünge dieser Übung liegen in der skandinavischen Gymnastik des 19. Jahrhunderts.

1. Gehen Sie in den Vierfüßlerstand auf Knien und Händen. Wölben Sie den Rücken geschmeidig wie eine Katze nach oben.

2. Senken Sie den Rücken wieder, bis er sich gestreckt anfühlt. Stellen Sie sich dabei eine Hängematte vor.

3. Nun wölben Sie den Rücken vom Beckenboden aus. Stellen Sie sich vor, wie sich die Sitzhöcker annähern und das Steißbein sich in Richtung Schambein bewegt. Der Beckenboden wird enger.

4. Senken Sie den Rücken wieder, indem Sie die Sitzhöcker auseinanderspreizen, das Steißbein nach oben bewegen und den Beckenboden ausweiten. Der Rücken darf sich gelassen wie eine Hängematte nach unten bewegen. Wiederholen Sie diese Bewegung etwa fünfmal mit dem Fokus auf dem Beckenboden.

5. Experimentierfreudig versuchen Sie nun das Gegenteil: die Sitzhöcker zusammenkneifen und den Rücken hängen lassen. Stellen Sie fest, dass dies nicht möglich ist. Wirbelsäulenbewegung und Beckenbodenbewegung sind gekoppelt.

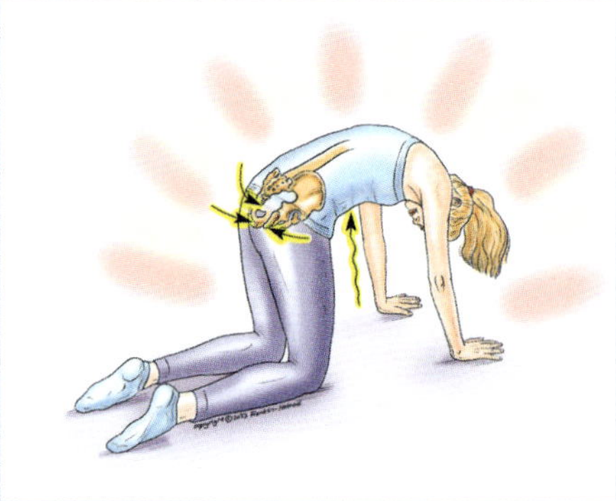

Katzenbuckel

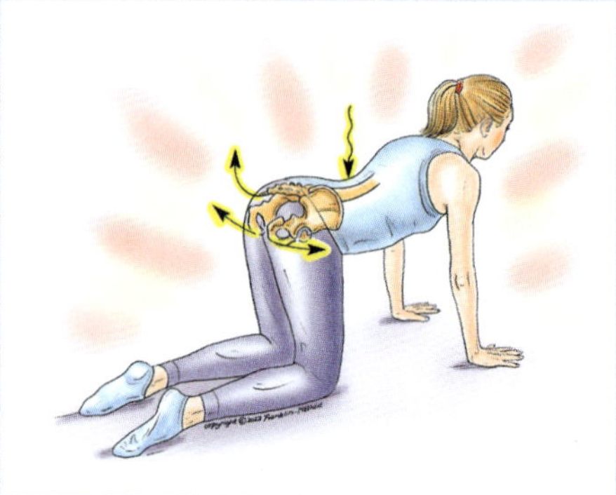

Hängematte

Kopf und Beckenboden koordinieren

Auf allen vieren lernen Sie, Kopf und Beckenboden mit der dazwischenliegenden Wirbelsäule zu koordinieren.

1. Gehen Sie in den Vierfüßlerstand auf Knien und Händen. Der Rücken bleibt in neutraler Stellung. Schieben Sie vom Beckenboden her die Wirbelsäule und den ganzen Oberkörper nach vorn. Stellen Sie sich dabei vor, dass Steißbein, Sitzhöcker und Schambein eine aktive Schubkraft haben. Gleichzeitig wirkt eine magnetische Kraft auf Ihren Kopf ein und zieht ihn nach vorn.

2. Kehren Sie in die Ausgangslage zurück, indem Sie sich vom Kopf her zurückschieben, als würde eine Hand sanft gegen Ihren Scheitel drücken. Gleichzeitig wird der Beckenboden magnetisch nach hinten gezogen.

3. Wiederholen Sie diese Hin- und Herbewegung, bis Sie ein klares Gefühl für die Wechselwirkung zwischen Kopf und Beckenboden erzielen. Dieses streckt die Wirbelsäule und gibt Ihnen ein ganzheitliches Gefühl für den Haltungsaufbau des Beckenbodens. Im Stehen oder im Sitzen nach dem Üben werden Sie dies gut spüren können.

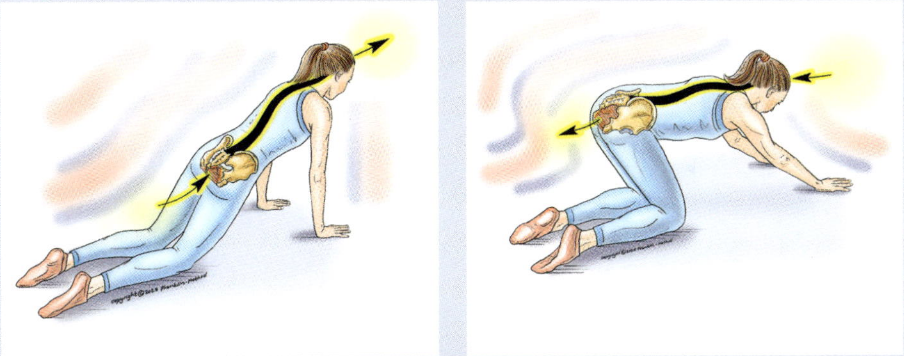

Vor- und Rückschieben von Beckenboden und Kopf auf allen vieren

DAS STEISSBEIN: ORT DER GEBÜNDELTEN KRAFT

Die Muskeln des Beckenzwerchfells stammen von den Schwanzbewegern ab. Somit ist beim Menschen die urtümlichste Beckenbodenbewegung die des Steißbeins. Das Steißbein *(Os coccygis)* ist der mobilste Teil des Beckens. Es ist der Rest eines einst mächtigen Schwanzes. Beim Vierbeiner hat die Beckenbodenmuskulatur die Aufgabe, den Schwanz zu bewegen. Tiere brauchen den Schwanz, um ihre Bewegungen zu steuern, im hohen Geäst ihr Gleichgewicht zu behalten, eine Fliege zu verscheuchen und Gefühlsschwankungen zu kommunizieren. Wale und Delphine benützen ihr in eine riesige Schwanzflosse umgewandeltes Steißbein für die Fortbewegung im Wasser. Ihr Steißbein kann so viel Kraft entwickeln, dass sie damit im Wasser stehen können.

Wir werden versuchen, das Steißbein wieder in Gang zu bringen, nicht um Fliegen zu verscheuchen, aber um die volle Power im Beckenboden zu erlangen. Manche Übende werden anfänglich denken, dies sei unmöglich. Ihr Steißbein ist stecken geblieben, oft ein Faktor bei Inkontinenz. Dies bedeutet, dass die Muskulatur des Beckenbodens ebenfalls unter Bewegungsmangel leidet. Wenn das Steißbein feststeckt, dann ist auch die Wirbelsäule in ihrer Bewegungsfreiheit eingeschränkt. Die Wirbelsäule ist in ihrer natürlichen Bewegung der Inbegriff der Beweglichkeit. Sie steht dafür, sich in jeder Situation ändern, anpassen und reagieren zu können. Ist das Steißbein eingerostet, blockiert auch die Wirbelsäule. Zudem ist die Steißbein-Schambein-Achse von großer energetischer Bedeutung. Durch das Bewegen in dieser Achse können große Energien freigesetzt werden, die bei einem unbeweglichen Steißbein verborgen bleiben.

Das Steißbein schwingen

1. Lokalisieren Sie mit Ihren Fingern das Steißbein. Stellen Sie sich vor, dass hier starke Muskel- und Bänderzüge befestigt sind. Das Steißbein ist eine Verankerungsstelle, fast wie eine Mole, die viele Schiffstaue festhält. Dann versuchen Sie, das Steißbein in Richtung Schambein nach vorn zu schwingen. Dies geschieht durch die Kontraktion der Muskeln, die vom Steißbein zum Darmbein und Schambein ziehen. Nun versuchen Sie, das Steißbein wieder zurückzuschwingen. Dies geschieht durch das Verlängern der Muskeln zwischen Darmbein, Schambein und Steißbein. Es kann sein, dass anfänglich gar keine Bewegung stattfindet, sondern nur ein Anspannen und Entspannen der Muskulatur ohne eine eigentliche Bewegung des Steißbeins. Es braucht Zeit, um das Gelenk zwischen dem Kreuzbein und dem Steißbein zu mobilisieren.

2. Versuchen Sie nun das Steißbein seitlich hin- und herzuschwingen. Auch wenn es nur in der Vorstellung bleibt, ohne eigentliche Bewegung, ist dies dennoch wertvolles Training. Gern können Sie auch versuchen, das Steißbein zu kreisen. Wiederholen Sie das Vor- und Rückschwingen des Steißbeins, auch wenn es bei der Vorstellung und einer diffusen Muskelkontraktion bleibt. Aber auch die imaginierte Bewegung, ohne äußerlich sichtbare Stellungsveränderung, kräftigt die Muskulatur. Deshalb ist es hilfreich, immer wieder an diese Bewegung zu denken, auch ohne aktive Ausführung.

Imagination der Steißbeinbewegung

Mit verschiedenen Vorstellungsbildern und kleinen Bewegungen bringen Sie nun ein eingerostetes Steißbein wieder in Schwung. Der Fantasie sind keine Grenzen gesetzt, lassen Sie sich von den folgenden Bildern inspirieren und erfinden Sie Ihre eigenen.

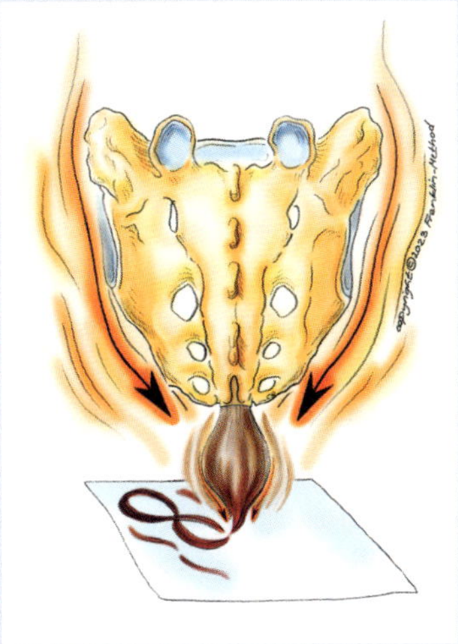

Das Steißbein als malender Pinsel

1. Stellen Sie sich vor, dass das Steißbein wie eine Stimmgabel schwingt. Summen Sie ein Mmm und imaginieren Sie, dass das Steißbein mitschwingt.

2. Hüpfen Sie locker auf und ab (nicht bei aktiver Inkontinenz). Das Steißbein ist ein Thermometer, das Sie nach unten schütteln wollen.

3. Klopfen Sie mit dem Steißbein imaginär auf eine Trommel. Hören Sie die Trommelgeräusche?

4. Führen Sie nun vom Steißbein aus aktive Bewegungen im Raum aus: Das Steißbein ist ein Malstift oder ein Pinsel. Malen Sie Kreise, Schlaufen, Spiralen. Tupfen Sie Farbe auf ein imaginäres Blatt Papier. Stellen Sie sich vor, dass das Steißbein ein Schreibstift ist. Schreiben Sie Ihren Namen auf ein imaginäres Papier. Zum Schluss stoßen Sie Ihren Steißstift frecherweise durch das Papier hindurch.

5. Das Steißbein ist ein breiter Walschwanz. Er ist riesig und macht großartige Hoch- und Tiefbewegungen, sodass imaginäre Wellen von beträchtlichem Ausmaß entstehen.

6. Und zur Lockerung: Das Steißbein ist mit Löwenzahnfallschirmchen besetzt. Atmen Sie tief seufzend aus und die Schirmchen fliegen in alle Richtungen davon.

WIE DIE FÜSSE, SO AUCH DER BECKENBODEN

Wandern wir vom Beckenboden nach unten, so treffen wir, nicht überraschend, auf die Beine und Füße. Wie die Wirbelsäule im oberen Stockwerk, so sind auch die Fuß- und Kniebewegungen mit dem Beckenboden gekoppelt. Bisher haben Sie die Beine gebeugt und gestreckt und die Wirkung auf den Beckenboden festgestellt. Wenn Sie die Beine aktiv ein- und auswärtsdrehen, wirkt sich dies ebenfalls auf den Beckenboden aus. Beim Eindrehen wird die vordere Beckenbodenhälfte zusammengedrückt und der hintere Teil gedehnt. Wenn Sie die Beine auswärtsdrehen, wird es hinten enger und vorn am Beckenboden weiter.

Wie wirkt sich aber die Bewegung der Füße auf den Beckenboden aus und umgekehrt? Dazu müssen Sie sich zuerst der verschiedenen Fußstellungen bewusst werden. Die Füße können in einer neutralen Stellung sein, nach innen oder nach außen geneigt, was sich Pronation und Supination nennt. Ist der Beckenboden im Gleichgewicht, so sind es auch die Füße. Bei der folgenden Übung spüren Sie die Reaktion der Sitzhöcker und des Steißbeins auf die Bewegungen der Füße. Viele Knie- und Fußprobleme werden tatsächlich durch Bewegungsmangel oder ein Ungleichgewicht im Becken verursacht.

Der Fuß knickt ein und der Beckenboden macht mit

1. Stellen Sie sich mit leicht gebeugten Knien hin, die Füße beckenbreit auseinander. Verlagern Sie Ihr Gewicht auf die Innenseite des Fußes (Pronation). Dabei stellen Sie fest, dass das Becken leicht nach vorn kippt, was die Sitzhöcker etwas spreizt und das Steißbein nach hinten bewegt.

2. Heben Sie das Fußgewölbe und verlagern Sie das Gewicht auf die Außenkante des Fußes (Supination). Sie stellen fest, dass das Becken mit Rückwärtskippen reagiert, die Sitzhöcker bewegen sich aufeinander zu und das Steißbein bewegt sich vor.

3. Bewegen Sie die Füße zwischen den beiden Neigestellungen hin und her. Fragen Sie sich: Ziehe ich eine Position vor?

4. Pronieren Sie nun den rechten Fuß und supinieren Sie den linken. Dann pronieren Sie den linken Fuß und supinieren Sie den rechten. Fragen Sie sich: Welche dieser

Positionen ziehe ich vor? Spüre ich die Wirkung auf das Becken? Wenn Sie eine der beiden Fußstellungen vorziehen, könnte dies auf ein Ungleichgewicht in der Stellung der Beckenhälften hinweisen. Aber in diesem Fall keine Panik: Jetzt ist die Situation erkannt und das Nervensystem wird die notwendigen Ausgleichsmaßnahmen mithilfe Ihrer Vorstellungskraft einleiten.

5. Beenden Sie die Übung mit einer neutralen Fuß- und Beckenstellung. Nehmen Sie sich vor, im Laufe des Tages Ihren Fuß-Beckenboden-Dialog besser wahrzunehmen.

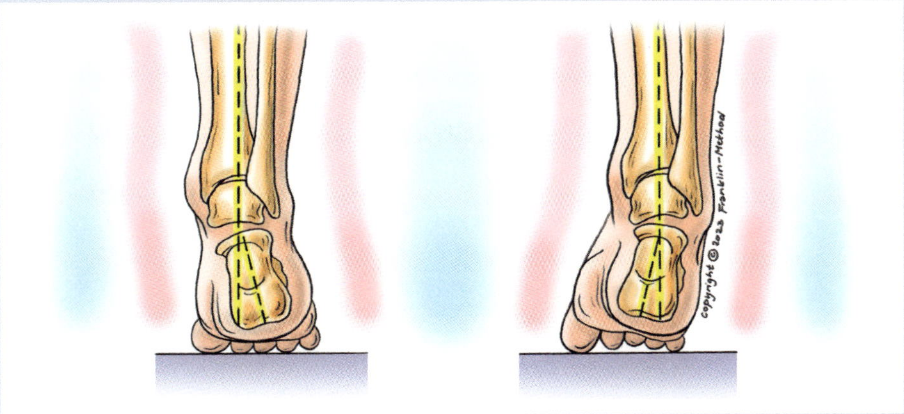

Pronation und Supination der Füße

DIE SITZENDEN HÖCKER

Übungen im Sitzen, sei es auf einem Stuhl oder einem Ball, sind im Beckenbodentraining verbreitet. Ein gewöhnlicher Holzstuhl gibt gutes Feedback über die Lage der Sitzhöcker und dies ist wichtig für erfolgreiche Sitzübungen. Die Auswahl des Stuhls ist von Bedeutung: Die horizontale Sitzfläche sollte so hoch sein, dass die Oberschenkel waagrecht sind. Am besten eignet sich ein Holzschemel, der im Vergleich zu einem Luxussofa eher zum aktiven Bewegen verleitet.

Rollen auf den Sitzhöckern

1. Spüren Sie die Sitzhöcker auf dem Stuhl und stellen Sie sich vor, sie seien Räder oder wenigstens der Teil eines Rades (so sehen sie auch aus).

2. Kippen Sie das Becken nach vorn (Hüftbeugung) und rollen Sie auf den Rädern nach vorn. Kippen Sie das Becken nach hinten und rollen Sie auf den Sitz-Rädern nach hinten.

3. Wiederholen Sie diese Bewegungen achtmal.

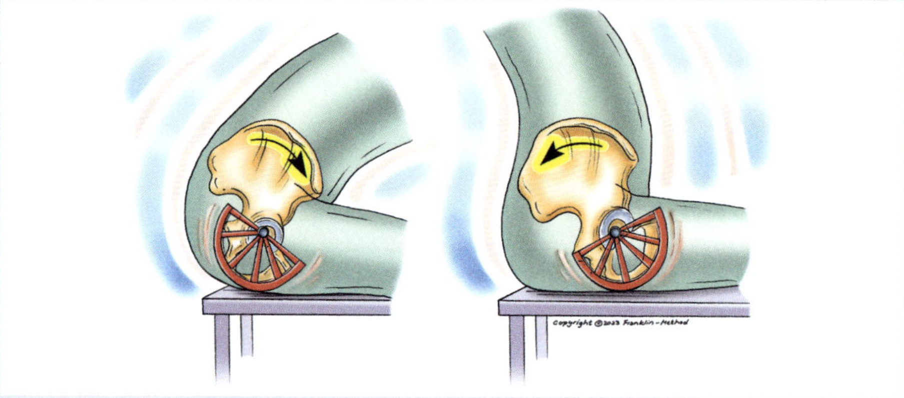

Rollen auf den Sitzhöckern

Gehen auf den Sitzhöckern

Dieses Bild macht meinen Kursteilnehmer*innen immer viel Spaß. Dies ist eine ausgezeichnete Übung, die auch die Wirkung des eigentlichen Gehens auf den Beckenboden spiegelt. Die Bauch- und Rückenmuskeln werden dabei ebenfalls trainiert.

1. Stellen Sie sich vor, die Sitzhöcker sind kleine Füße. Gehen Sie auf diesen Füßen zum Vorderrand des Stuhls und wieder zurück.

2. Wiederholen Sie dieses Gehen fünf- bis sechsmal.

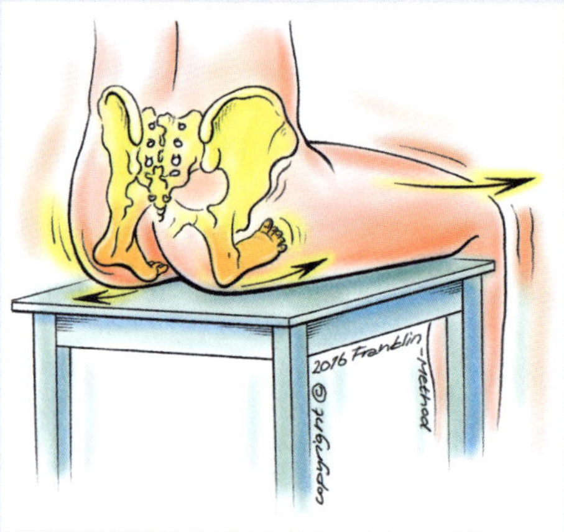

Gehen auf den Sitzhöckern

Das Sitzhöckerpendel

1. Drücken Sie abwechselnd den linken und den rechten Sitzhöcker in den Stuhl. Stellen Sie sich vor, der Stuhl sei aus weichem Lehm und Sie können mit den Sitzhöckern eine tiefe Delle produzieren.

2. Nun heben Sie den linken Sitzhöcker vom Stuhl weg und lassen ihn hängen. Schwingen Sie diesen Sitzhöcker nach vorn und wieder zurück. Die Bewegungsauslösung erfolgt vom Sitzhöcker her, als würde ihn ein sanfter Wind pendeln lassen.

3. Berühren Sie den Sitzhöcker und geben Sie ihm mit Ihrer Hand zusätzlichen Schwung.

4. Nun vergleichen Sie die beiden Seiten, bevor Sie auf der anderen Seite üben.

Der Sitzhöckerpinsel und der straffe Bauch

1. Nun müssen Sie etwas aktiver sein: Stellen Sie sich vor, dass der Sitzhöcker, wie schon vormalig das Steißbein, ein dicker Pinsel ist, der mit dicker Ölfarbe die Luft anmalt.

2. Anschließend setzen Sie sich wieder auf beide Sitzhöcker und vergleichen die beiden Seiten des Beckens. Womöglich haben sich die Schulter und der Rücken auf der Pendelseite entspannt und der Beckenboden fühlt sich dort breiter an.

3. Stehen Sie auf und vergleichen Sie die Standhaftigkeit beider Beine. Fitnessfans werden erfreut feststellen, dass der Bauch auf der Pendelseite straffer ist als auf der nicht trainierten.

4. Üben Sie dasselbe auf der anderen Seite.

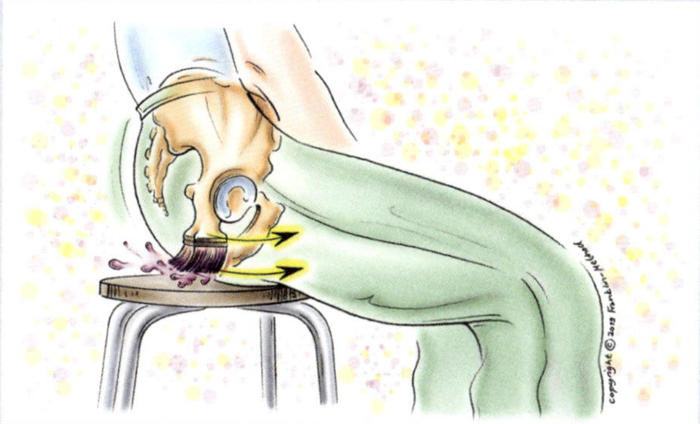

Die Sitzhöcker als Pinsel

DAS BECKENBODEN-BALL-WUNDER

Die Franklin-Methode war ein Pionier in der Anwendung von Bällen für das Beckenbodentraining. Vor über 30 Jahren habe ich Miniroller und Noppenbälle für das Beckenbodentraining eingeführt. Die Bälle, die es damals schon gab, waren im Allgemeinen zu hart für gesundes Beckenbodentraining. Im Folgenden werden Sie die Vorzüge der verschiedenen Bälle kennenlernen. Auch Reit-, Yoga- und Pilateslehrer*innen verwenden gern die Franklin-Bälle.

Hier finden Sie eine kurze Beschreibung der verschiedenen Ballarten, die Sie fürs Beckenbodentraining verwenden können.

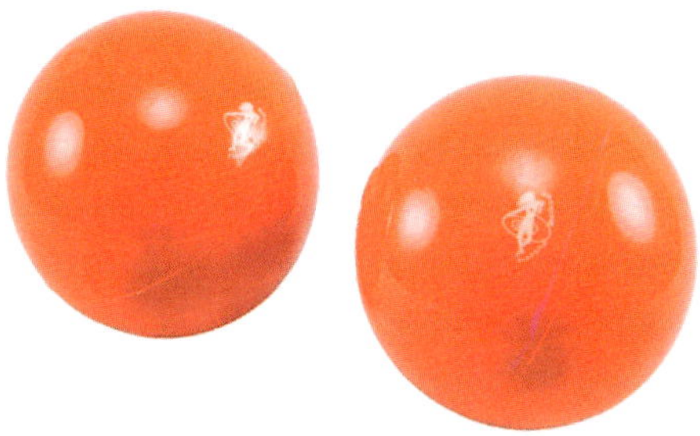

*Der FM-Softball in Orange ist ein Allrounder und eher für Anfänger*innen geeignet. Diesen kann man gut unter das Becken oder hinter den Rücken legen.*

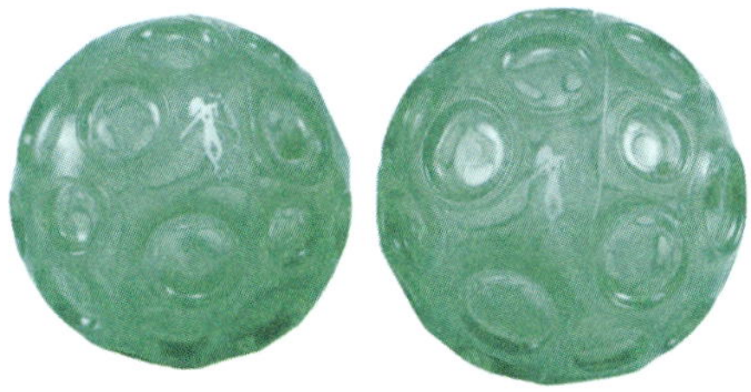

Der klassische FM-Originalball in Grün ist wegen seiner ringartigen Noppen leicht stimulierend. Dieser Ball ist geeignet für Übungen im Sitzen, aber auch sehr gut für die Füße.

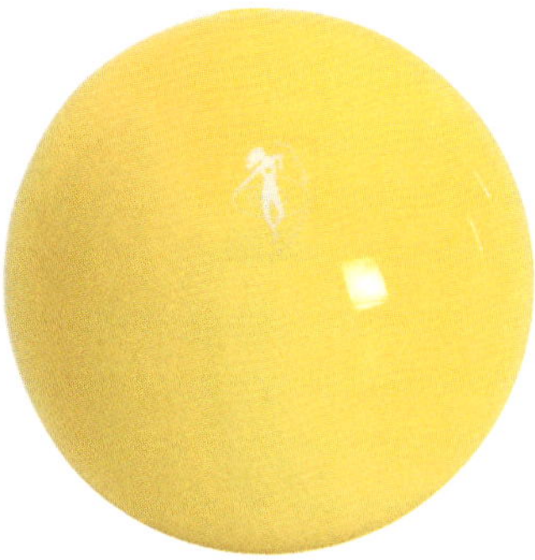

Der FM-Reflexball ist der klassische Noppenball und eignet sich für Beckenbodentraining aller Art.

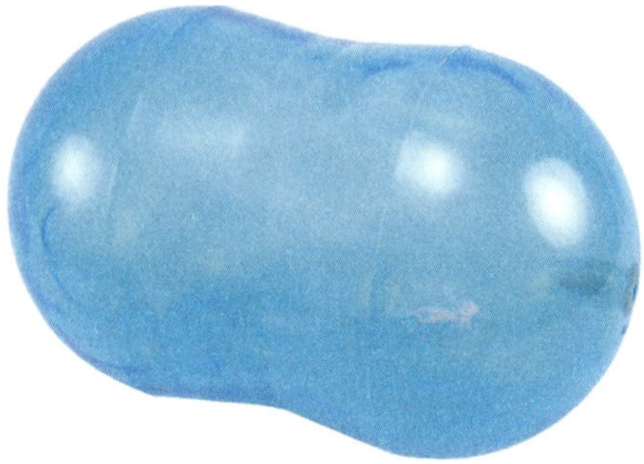

Der FM-Miniroller in Blau oder Violett mit Wasserfüllung ist perfekt für das Training der Dammmuskulatur.

Das Becken auf Bällen bewegen

Wenn Sie auf den Bällen sitzen, werden Muskeln und Gelenke wach, das Gleichgewicht und die Haltung werden herausgefordert. Das Training mit zwei Bällen hat Vorteile gegenüber einem Sitzkissen. Die beiden Seiten des Beckens haben nun mehr Bewegungsfreiheit, jede Beckenhälfte hat ihren eigenen Ball. Dadurch werden die Gelenke und die Muskulatur mehr trainiert. Wer keine Bälle hat, kann mit einem zusammengerollten Tuch üben, welches man quer auf den Stuhl legt.

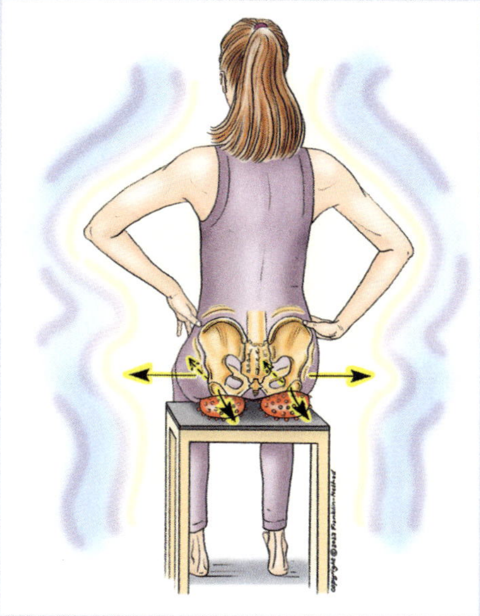

Sitzen auf Bällen

1. Legen Sie die beiden Bälle ein wenig vor den rechten und linken Sitzhöcker unter das Becken. Balancieren Sie zunächst auf den Bällen. Ist Ihnen dies gelungen, neigen Sie das Becken auf den Bällen einige Male vorwärts und rückwärts.

2. Bewegen Sie die Seiten des Beckens nach vorn und zurück, indem Sie die Knie abwechselnd nach vorn schieben.

3. Verlagern Sie Ihr Gewicht einige Male auf den linken und dann auf den rechten Ball.

4. Bewegen Sie Ihr Becken nach Lust und Laune spontan auf den Bällen.

Beckenschaukel auf Bällen

1. Legen Sie zwei Bälle unter das Becken (Softball, Noppenball oder einen wassergefüllten Ball). Neigen Sie sich nach vorn, die Sitzhöcker bewegen Sie aktiv zurück. Neigen Sie sich zurück, die Sitzhöcker bewegen Sie aktiv nach vorn. Beim Vorneigen weitet sich das Becken, beim Zurückneigen wird das Becken etwas enger.

2. Wiederholen Sie die Bewegung fünf- bis zehnmal. Versuchen Sie, auch die Sitzhöcker aktiv von den Bällen abzustoßen.

3. Entfernen Sie die Bälle. Spüren Sie ein neues Sitzgefühl und Kraft im Beckenboden.

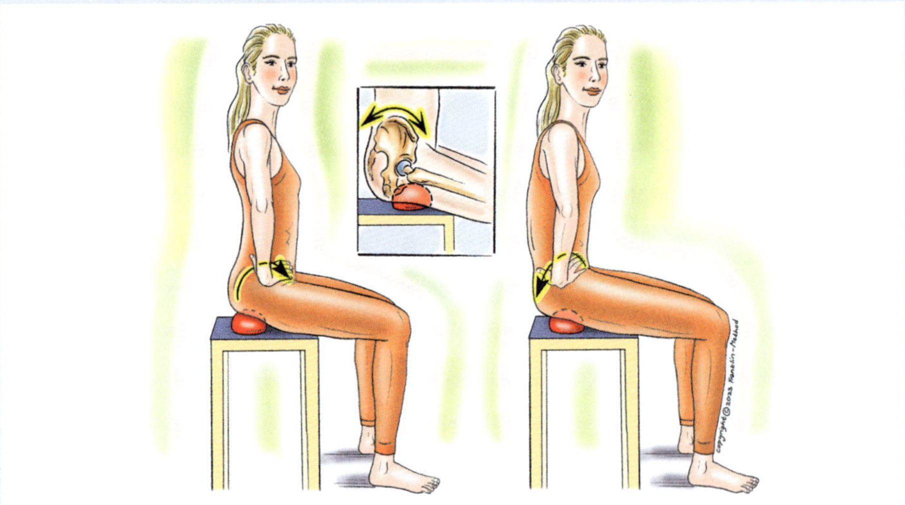

Becken auf Bällen vor- und zurückkippen

Klimmzüge für den Beckenboden

1. Nun kommt die Zirkusnummer. Legen Sie einen weichen Ball oder ein gerolltes Tuch nur unter den linken Sitzhöcker. Dadurch haben Sie automatisch ein sanftes Dehngefühl im Beckenboden. Die Beckenbodenmuskeln und Bänder sind jetzt gefordert, sie müssen Mehrarbeit leisten. Senken Sie den frei schwebenden Sitzhöcker langsam nach unten, bis er die Stuhlfläche berührt.

2. Heben Sie den Sitzhöcker mit der Kraft der Beckenbodenmuskeln und Bänder wieder nach oben. Senken Sie den freien Sitzhöcker wieder ab: Dies bedeutet eine exzentrische Aktivierung der Muskeln, die Filamente gleiten auseinander.

3. Heben Sie den Sitzhöcker nach oben, bis beide Höcker auf derselben Höhe sind: Die Beckenbodenmuskulatur hat konzentrisch gearbeitet, die Filamente sind ineinandergeglitten.

4. Nun ist Kreativität gefragt: Bewegen Sie den freien Sitzhöcker auf vielfältige Weise: Führen Sie Kreise aus oder Achterschlaufen, schreiben Sie mit dem Sitzhöcker Ihren Namen, rühren Sie mit dem Sitzhöcker alias Löffel in einer imaginären Minestrone und so fort. Die Geschmäcker sind bei der Imagination tatsächlich so verschieden, dass jeder das Bild einsetzen soll, das seinem Gemüt entspricht.

5. Nun bewegen Sie den Sitzhöcker, der auf dem Tuch oder Ball liegt. Sie haben etwas weniger Bewegungsfreiheit, aber dennoch können Sie auch mit dieser Bewegung den Beckenboden etwas in Schwung bringen.

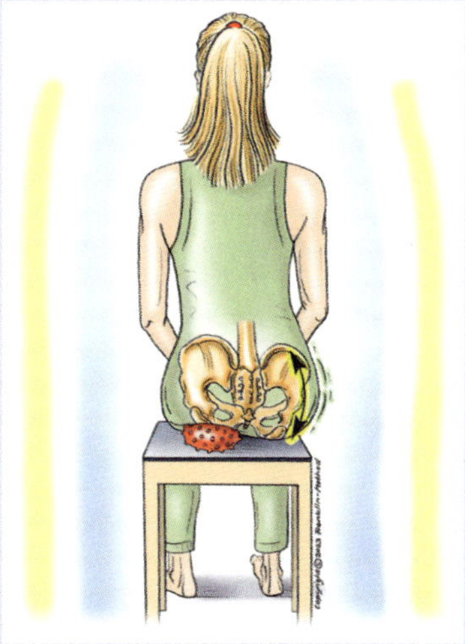

Sitzen auf nur einem Ball, während die andere Beckenhälfte abgesenkt und angehoben wird

6. Nehmen Sie den Ball oder das Tuch weg und stellen Sie fest, dass sich die Körperseiten verschieden anfühlen. Trainieren Sie nun die andere Seite.

Miniroller unter dem Becken

1. Legen Sie einen Miniroller längs unter die Dammregion. Schaukeln Sie mit dem Becken leicht nach vorn und wieder zurück.

2. Verschieben Sie das Becken einige Male von links nach rechts und von rechts nach links.

3. Führen Sie kleine Kreisbewegungen mit dem Becken aus. Drehen Sie es dreimal nach links und dreimal nach rechts.

4. Nun strecken Sie abwechselnd den linken und rechten Arm nach oben über den Kopf.

5. Entfernen Sie den Ball und spüren Sie mehr Aufrichtung im Becken und ein erhöhtes Beckenbewusstsein. Stehen Sie auf und gehen Sie mit diesem neuen Beckenbewusstsein.

Sitzen auf dem Overball

Ein ganz anderes Gefühl ist das Sitzen auf einem FM-Overball. Dieser ist nur zu einem Drittel aufgeblasen. Er ist also etwas wackelig, darum verwendet man ihn am besten fürs Beckenbodentraining.

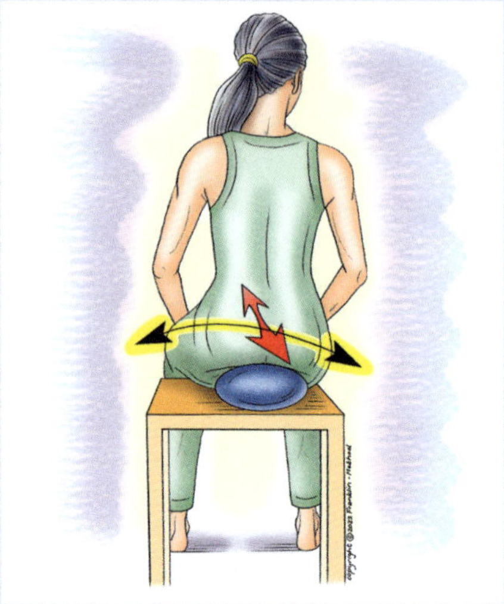

Sitzen auf dem Overball

1. Setzen Sie sich auf den Ball, wobei Sie sich sehr unsicher fühlen können – genau das ist erwünscht. Versuchen Sie jetzt, das Becken auf dem Ball zu bewegen. Dies erfordert sehr viel Kontrolle der Becken-, Bauch- und Rückenmuskulatur.

2. Bewegen Sie das Becken vor und zurück.

3. Bewegen Sie das Becken nach links und nach rechts. Kippen Sie das Becken seitlich und dann wieder nach vorn und zurück.

4. Führen Sie Kreise mit dem Becken aus, nach rechts und dann nach links.

5. Entfernen Sie den Ball und spüren Sie die positive Spannung im Beckenboden.

Miniroller hinter dem Rücken

Rücken und Beckenboden stehen in einem andauernden Dialog miteinander. Geht es einem gut, geht es dem anderen auch besser. In der folgenden Übung stellen Sie dieses Zusammenspiel in den Mittelpunkt. Ich empfehle, die Übung täglich auszuführen.

1. Legen Sie einen FM-Miniroller hinter die Lendenwirbelsäule und an eine Wand. Lehnen Sie sich ein wenig gegen die Wand.

2. Kippen Sie das Becken nach vorn und wieder zurück, sodass die Lendenwirbelsäule auf dem Ball rollt. Streckt sich der Rücken, dehnt sich der Beckenboden; wird der Rücken gebeugt, verengt sich der Beckenboden. Rücken- und Beckenbodenmuskeln sind Gegenspieler. Eine Verkürzung der Rückenmuskeln bedeutet eine Verlängerung der Becken-

bodenmuskeln und umgekehrt. Der Ball wird auch etwas auf dem Rücken rollen, was sehr angenehm ist.

3. Stellen Sie sich gleichzeitig vor, wie Wasser den Rücken hinunterfließt und alle Verspannungen wegschwemmt, sodass nur noch Lockerheit und Beweglichkeit zurückbleibt.

4. Nehmen Sie den Ball weg und spüren Sie einen aktivierten Beckenboden und einen entspannten Rücken.

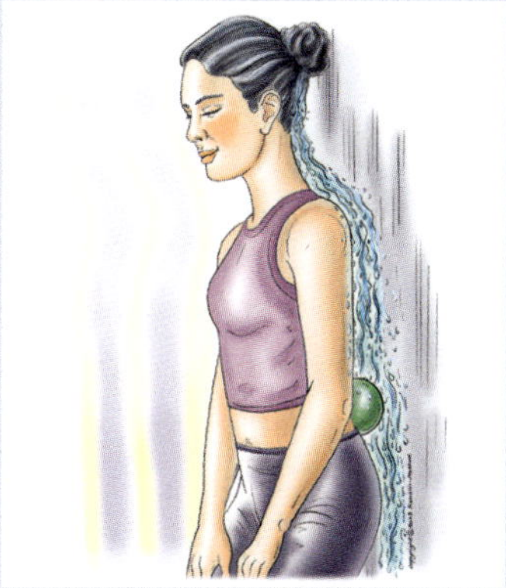

Miniroller hinter der Lendenwirbelsäule

Aufrollen auf Bällen

1. Setzen Sie sich auf zwei Bälle, zum Beispiel Softbälle oder Noppenbälle. Neigen Sie das Becken und die Wirbelsäule nach vorn, bis der Oberkörper auf den Oberschenkeln ruht. Verweilen Sie hier eine Minute lang locker atmend, mit hängenden Armen und entspanntem Nacken.

2. Starten Sie das Hochkommen vom Beckenboden aus, indem Sie Ihre Sitzhöcker nach unten in die Bälle drücken. Nehmen Sie sich für das Hochrollen Zeit und lassen Sie die Arme und Schultern möglichst entspannt. Wiederholen Sie das Abrollen und Aufrollen nochmals.

3. Wenn Sie aufrecht sitzen, entfernen Sie die Bälle und erleben Sie die Neugeburt des Sitzens.

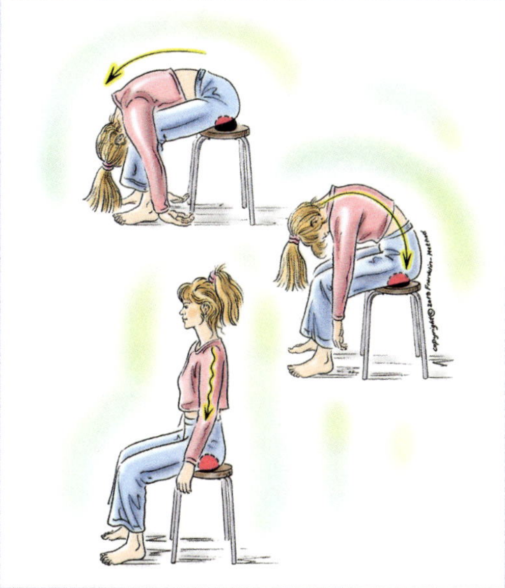

Auf- und Abrollen auf Bällen

Maximale Fitness für Beine und Beckenboden

Die folgende Übung ist ideal für Menschen, die die Herausforderung suchen. Bei dieser Übung trainieren Sie mit einem großen Ball.

1. Setzen Sie sich auf den Boden mit dem Rücken zum Ball. Lehnen Sie sich mit Kopf, Schultern und nach oben angewinkelten Oberarmen gegen den Ball. Heben Sie das Becken an, bis Oberkörper und Beine in einer Linie sind.

2. Senken Sie das Becken wieder und wiederholen Sie die Übung. Der Fokus liegt auf den Muskeln des Beckenbodens, den hinteren Oberschenkelmuskeln und dem großen Gesäßmuskel. All diese Muskeln haben fasziale Verbindungen in den Beckenboden.

3. Wer noch mehr Herausforderung möchte, kann ein Bein ausstrecken, bis es parallel zum Boden angehoben ist.

4. Wiederholen Sie dreimal und, wenn es geht, bis zu fünfmal.

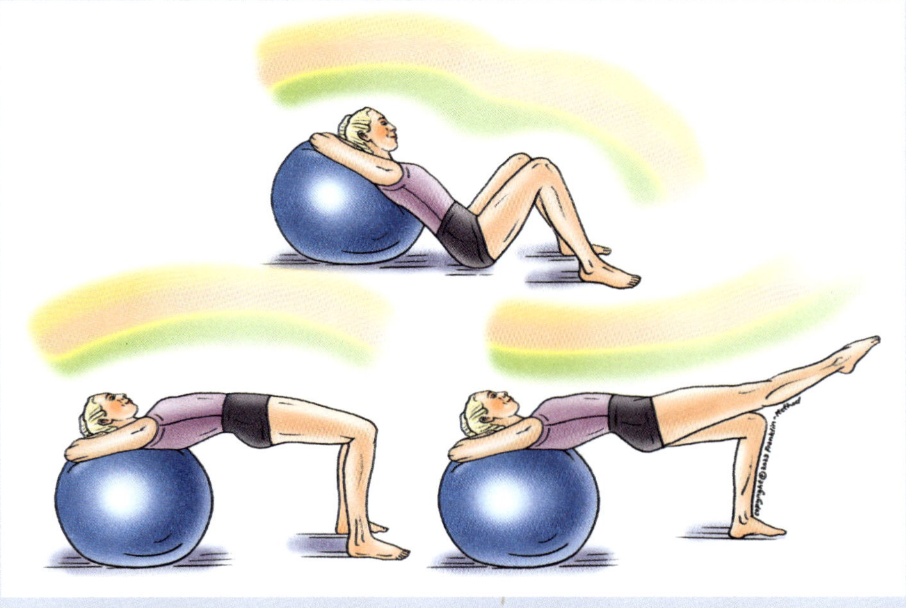

Training mit dem großen Ball

TRAINING MIT DEM LANGEN BAND

Die Franklin-Methode hat vor 30 Jahren das Üben mit dem langen Band vorgestellt. Zunächst gab es gar keine solchen Bänder und ich habe diese aus Gummiplatten selbst ausgeschnitten. Zum Glück kann man sie heute fertig kaufen und für das Beckenbodentraining einsetzen.

Band um das Becken wickeln

1. Wickeln Sie sich das Franklin-Band um das Becken und halten Sie die beiden Enden in den Händen.
2. Beugen und strecken Sie die Beine fünf- bis zehnmal.
3. Entfernen Sie das Band und stellen Sie fest, dass es nun viel einfacher ist, die Beine zu beugen und zu strecken.

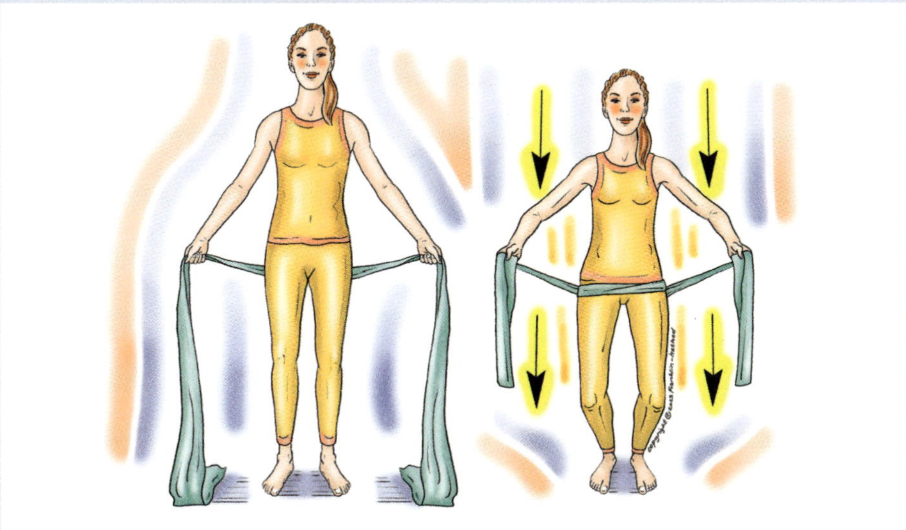

Franklin-Band um das Becken gewickelt

Band um die Unterschenkel wickeln

1. Wickeln Sie das Franklin-Band zweimal um die Unterschenkel und halten Sie die Enden in der Hand. Die Füße sind nebeneinander, entweder parallel nach vorn gerichtet oder zur Seite gedreht. Üben Sie in beiden Positionen fünfmal.

2. Beginnen Sie mit den Füßen und Beinen nach außen gedreht. Bewegen Sie den linken Fuß nach links in die Beinbeugung. Kehren Sie in die Ausgangslage zurück. Wiederholen Sie die Bewegung dreimal.

3. Nun positionieren Sie die Füße und Beine parallel und wiederholen die Übung dreimal.

4. Nehmen Sie das Band weg und stellen Sie fest, dass die Beine und das Becken leichter und beweglicher geworden sind.

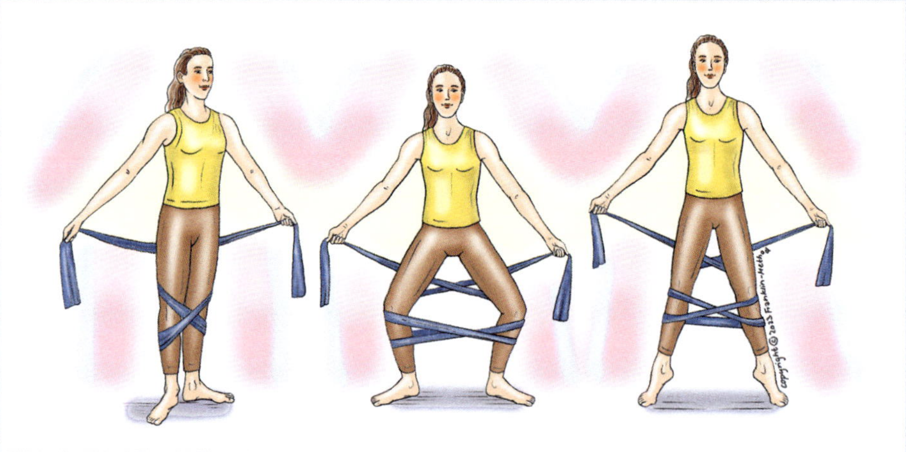

Franklin-Band um die Beine gewickelt

STEHEN, LIEGEN, SITZEN?

Den Beckenboden sollte man in vielen Positionen trainieren: Stehen, Gehen, Sitzen und Liegen. Denn Muskeln lieben Variationen. Der menschliche Körper ist allerdings für den aufrechten Gang gebaut, also sind Übungen im Stehen und Gehen wichtig. Sitzen eignet sich für Beckenbodentraining, weil man in dieser Position die Sitzhöcker gut spürt und ebenfalls mit Bällen unter dem Beckenboden arbeiten kann. Den Beckenboden im Liegen zu trainieren hat Vorteile, weil die Schwerkraft alles zur Erde hin zieht, inklusive unserer inneren Organe. Im Stehen drücken die inneren Organe auf den Beckenboden, weil die Organe darüber aufgeschichtet sind. Im Liegen können wir die Situation bis zu einem gewissen Grad umkehren. Der Beckenboden ist in der Horizontalen gleich hoch oder sogar etwas höher als die Organe, wenn man Bälle unter das Becken legt. Im Liegen befindet sich auch das Zwerchfell weiter oben, und die Ausatmung wird erleichtert.

Vor allem bei Inkontinenz sollte vermieden werden, dass die Blase noch mehr auf den Beckenboden drückt. Denn Kontinenz ist im Prinzip eine Gleichung: Druck von oben, Gegendruck von unten. Solange der Gegendruck des Beckenbodens im Plus ist, ist man kontinent.

Einige der folgenden Übungen werden mit Bällen ausgeführt. Die Bälle liegen unter dem Becken und machen die Schwerkraftsituation für den Beckenboden noch günstiger.

Ein weiterer Vorteil des Übens im Liegen ist, dass Sie die Beine als Hantelgewichte einsetzen können. Die Beine sind bekanntlich mit dem Becken verbunden. Durch das Bewegen der Beine mit betonter Auslösung vom Beckenboden aus können Sie sie als Trainingsgerät einsetzen. Bevor sich das pubertäre Schamgefühl entwickelt, lieben es kleine Kinder, vom Beckenboden aus Bewegung auszulösen. Dabei verwenden sie die Beine gern als verlängerte Hebel des Beckens.

Bei den folgenden Übungen sollten Sie versuchen, zwischen der Bewegungsauslösung von der Beckenbodenmuskulatur und der Hüftmuskulatur aus zu unterscheiden. Bei all den nun folgenden Bewegungen sind beide Muskelgruppen beteiligt, nur dass die Betonung, der Fokus, auf dem Beckenboden liegt, was die Trainingswirkung maßgeblich beeinflusst.

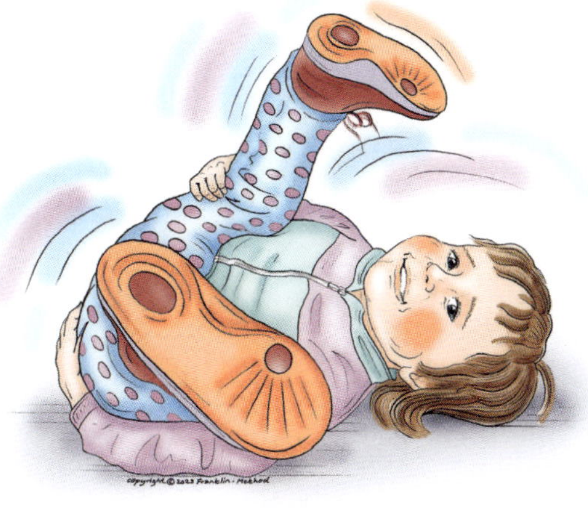

Kinder bewegen sich vom Beckenboden aus.

Wenn sich nach den folgenden Übungen ein leichtes Zittern in den Beinen einstellt, so bedeutet dies, dass Sie die an solche Einsätze nicht gewohnte Beckenbodenmuskulatur strapaziert haben. Auch wenn Sie schon Beckenbodentraining gemacht haben, war es eventuell bis jetzt eher passiver Natur und Sie merken, dass die Bewegungsauslösung vom Beckenboden aus ein neues Territorium darstellt.

Wichtig ist, dass Sie mit wenigen Wiederholungen der einzelnen Übungen beginnen, dafür aber täglich üben. Nach drei Wochen können Sie die Wiederholungszahl der einzelnen Übungen von drei auf fünf und nach weiteren drei Wochen von fünf auf sieben steigern.

Beckenbodentraining mit Fokus auf dem Urogenitaldreieck

1. Legen Sie sich mit gebeugten Knien auf den Rücken. Legen Sie zwei Bälle oder ein gerolltes Tuch unter das Becken. Die Bälle sollten relativ weit unten positioniert sein, sodass sie das Becken gut stützen, den Rücken eher beugen und kein Hohlkreuz erzeugen. Für die Stabilität auf den Bällen ist es wichtig, dass die Bälle genügend Abstand haben und im unteren Bereich des Beckens liegen. Verwenden Sie FM-Bälle; ideal sind die roten Noppenbälle und die orangen Bälle. Die wassergefüllten gelben Bälle sind eine besondere Wohltat.

2. Starten Sie mit nach oben gerichteten Knien, die Oberschenkel sind nebeneinander. Spreizen Sie die Beine und legen Sie die Hände auf die Innenseite der Oberschenkel. Visualisieren Sie das große urogenitale Muskeldreieck.

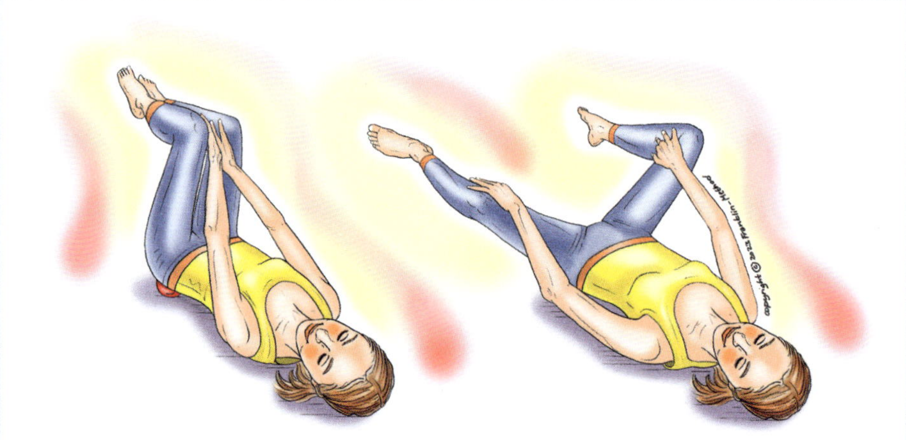

Ausgangsposition mit angewinkelten Knien (links) und Absenken der Beine (rechts)

3. Senken Sie die Beine seitlich ab, das rechte Bein nach links, das linke nach rechts. Stellen Sie sich vor, wie sich das Urogenitaldreieck ausweitet. Die Kraft der dortigen Muskeln »bremst« die Bewegung der Beine.

4. Heben Sie die Beine wieder nach oben an und stellen Sie sich vor, dass die Kraft dafür von den Muskeln des Urogenitaldreiecks kommt. Imaginieren Sie, wie das große Dreieck kleiner wird, die Ecken des Dreiecks nähern sich einander an, die Sitzhöcker kommen zusammen. Die Beine werden angehoben, bis sie wieder nebeneinander positioniert sind. Achten Sie darauf, dass Ihre Atmung und die Schultern locker bleiben.

5. Wiederholen Sie das Anheben und Senken, ausgelöst vom Dreieck, fünf- bis siebenmal. Wichtig ist eine gute Selbsteinschätzung. Sie sollten sich vor allem am Anfang des Trainings nicht überfordern. Wenige, locker und fließend ausgeführte Bewegungen nützen mehr als viele verspannte und verkrampfte. Hier hilft die Vorstellung der ineinander- und auseinandergleitenden Muskelfilamente.

6. Entfernen Sie die Bälle und ruhen Sie sich aus. Nehmen Sie wahr, wie sich der Beckenboden anfühlt. Spüren Sie nach dieser Übung mehr Raum und Wärme im Beckenboden. Wenn Sie mit genügend Lockerheit trainiert haben, so wird sich der untere Rücken etwas breiter und entspannter anfühlen.

Beinheben von den kleinen Dreiecken

1. Wiederholen Sie die vorausgehende Übung, aber konzentrieren Sie sich auf die kleinen Dreiecke, die vom oberflächlichen queren Dammmuskel, dem Schwellkörpermuskel und dem Sitzbein-Schwellkörper-Muskel gebildet werden. Die Muskeln dieser Dreiecke sind relativ kurz, können jedoch viel Auftrieb geben. Stellen Sie sich diese Muskeln als längliche Luftballons vor, die die Beine dazu bringen, emporzuschweben. Tatsächlich können Sie visualisieren, wie die Muskeln der kleinen Dreiecke beim Anspannen dicker werden wie Luftballons, die aufgeblasen werden. Nicht ohne Grund heißt es Schwellkörpermuskel.

2. Wiederholen Sie das Anheben und Senken der Beine mit Fokus auf diese Muskeln drei- bis siebenmal. Stellen Sie sich dabei ebenfalls vor, wie die Muskelfilamente ineinander- und auseinandergleiten.

3. Männer können nun versuchen dieselbe Bewegung von der Penisbasis, Frauen von den Schamlippen auszulösen.

4. Entfernen Sie die Bälle und ruhen Sie sich aus. Nehmen Sie wahr, wie sich der Beckenboden anfühlt. Wenn Sie locker trainiert haben, so wird sich der untere Rücken entspannter anfühlen und der Beckenboden belebter. Wenn Sie das Gefühl haben, nur die Pomuskeln oder die inneren Oberschenkelmuskeln (Adduktoren) anzuspannen, ohne dass die Beckenbodenmuskeln sehr aktiv sind, ist dies am Anfang normal. Wichtig ist, dass Sie sich auf die Muskeln des Urogenitaldreiecks und Beckenbodens konzentrieren und sich vorstellen, dass diese die Bewegung auslösen. Wenn nach täglichem Üben die Auslösung der Bewegung tatsächlich mehr vom Beckenboden ausgeht, fühlen sich die Beine leichter an. Wenn Sie nur mit der Beinmuskulatur arbeiten, spüren Sie einen Druck im Gelenk und die Beine fühlen sich schwerer an.

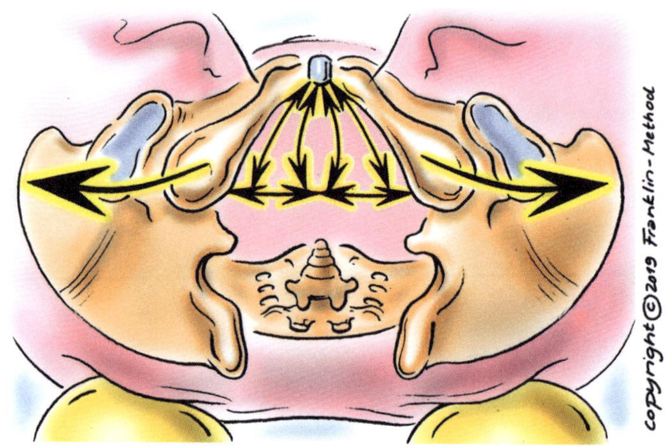

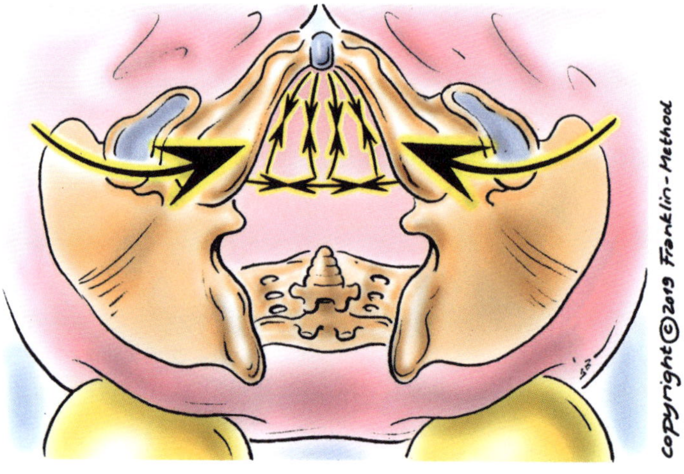

Die Muskeln des Urogenitaldreiecks verlängern (oben) und verkürzen sich (unten).

Eine Seite des Dammdreiecks trainieren

1. Nun werden Sie die Seiten des Beckenbodens individuell trainieren. Positionieren Sie zwei FM-Bälle unter dem Becken. Ideal sind die roten Noppenbälle oder die orangen Bälle. Die gelben wassergefüllten Bälle sind eine besondere Wohltat. Die Bälle sollten so liegen, dass Ihr Rücken gut gestützt ist und ein Hohlkreuz vermieden wird. Nehmen Sie dieselbe Ausgangslage ein wie zuvor, halten Sie aber mit den Händen das linke Bein am Knie fest. Beide Knie sind gebeugt. Richten Sie den Fokus auf das Urogenitaldreieck und das Beckenzwerchfell.

2. Senken Sie das gebeugte rechte Bein mit der Kraft des Beckenbodens langsam seitlich ab. Dabei dehnt sich vor allem die rechte Seite des Beckenbodens aktiv. Visualisieren Sie das Auseinandergleiten im Muskel. Dies trainiert die Beckenbodenmuskeln exzentrisch, was sehr kräftigend wirkt. Das Bein sollte langsam nach unten gesenkt werden, um die Trainingswirkung zu maximieren.

3. Aktivieren Sie das rechte kleine Dreieck, um das Bein wieder anzuheben. Stellen Sie sich vor, wie das Dreieck kleiner wird; die Filamente gleiten ineinander. Dies ist das konzentrische Training der Beckenbodenmuskulatur.

4. Legen Sie die Finger auf das Gewebe zwischen den Sitzhöckern und spüren Sie, ob sich dort die Muskeln schlaff oder gespannt anfühlen. Wenn sie schlaff sind, leisten die Beinanzieher (Adduktoren) zu viel Arbeit. In diesem Fall konzentrieren Sie sich intensiver auf die Muskeln zwischen den Sitzbeinhöckern und den Schambeinen.

5. Wiederholen Sie das Absenken und Heben des rechten Beins drei- bis siebenmal. Vergleichen Sie dann das Gefühl in den beiden Seiten des Beckenbodens. Sie werden feststellen, dass sich nun die trainierte Seite lockerer wie auch kräftiger anfühlt.

6. Üben Sie nun dasselbe mit dem anderen Bein.

Beinsenken mit gestreckten Beinen

Nach zwei Wochen täglichen Trainings mit den zuvor erklärten Übungen sind Sie bereit, mit gestreckten Beinen, also einem längeren Hebel und deshalb mehr Gewicht, den Beckenboden zu trainieren. Die folgende Übung entspricht der vorausgehenden, nur dass jetzt das abzusenkende Bein ausgestreckt ist. Dies hat wegen der größeren Hebelwirkung zur Folge, dass der Beckenboden intensiver trainiert wird.

1. Strecken Sie zunächst beide Beine nach oben. Positionieren Sie die Bälle relativ weit unten neben dem unteren Kreuzbein. Schütteln Sie die Beine etwas aus, um sie zu entspannen, und stellen Sie sich vor, wie die Oberschenkelköpfe tief in die Hüftgelenkspfannen fallen. Beugen Sie das linke Bein und strecken Sie das rechte Bein möglichst senkrecht nach oben. Halten Sie das linke Knie mit beiden Händen fest.

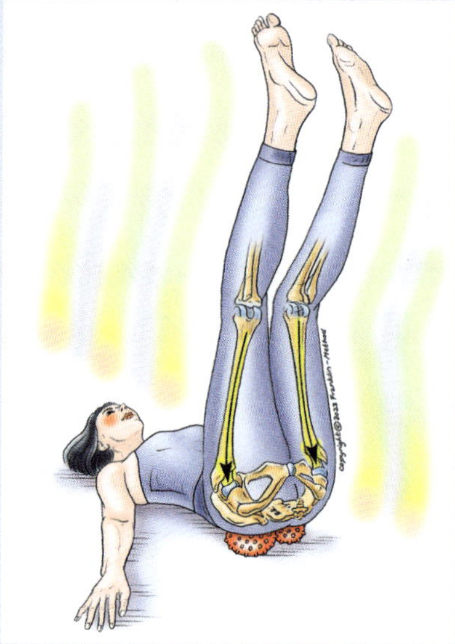

Die Beine sind nach oben gestreckt, die Oberschenkelköpfe sinken tief in die Hüftgelenkspfannen.

2. Senken Sie das rechte Bein langsam ab. Dabei wird es leicht nach außen gedreht, weil die Muskeln in diesem Fall mehr verlängern müssen und so intensiver gekräftigt werden.

3. Stellen Sie sich vor, dass Sie das Bein von den Beckenbodenmuskeln aus bewegen. Dabei ist vor allem die rechte Seite aktiver und weitet sich mehr als die linke. Wieder wird die Idee des Auseinandergleitens im Muskel helfen, locker zu bleiben.

4. Heben Sie das Bein wieder nach oben und drehen Sie es dabei leicht einwärts. Lösen Sie die Beinbewegung mit der Beckenbodenmuskulatur aus. Der oberflächliche und tiefe querverlaufende Dammmuskel arbeitet konzentrisch, ineinandergleitend.

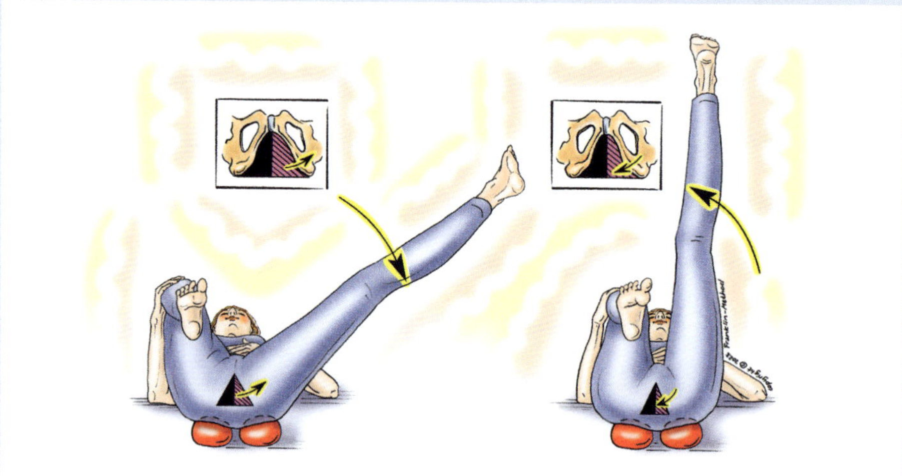

Einseitiges Absenken der Beine

5. Heben und senken Sie das Bein drei- bis siebenmal und machen Sie die Dreiecke im Wechsel größer und kleiner.

6. Bevor Sie die Übung mit dem anderen Bein ausführen, vergleichen Sie die beiden Beckenbodenhälften. Dazu können Sie beide Beine gleichzeitig nach oben ausstrecken und dann seitlich absenken.

7. Wiederholen Sie nun die Übung mit dem anderen Bein. Wichtig ist, nach jeder Übung die Bälle zu entfernen, eine Minute auszuruhen und den Beckenboden wahrzunehmen.

Beidseitiges Beinsenken

1. Nun kommt das Finale dieser Übungsserie, das beidseitige Absenken der Beine. Platzieren Sie die Bälle so unter dem Becken, dass dieses gut gestützt ist und der Beckenboden leicht nach oben zeigt. Strecken Sie beide Beine nebeneinander senkrecht in die Höhe. Die Beine sollten dabei nicht straff durchgestreckt sein. Schütteln Sie die Beine etwas aus, um sie zu lockern, und stellen Sie sich vor, wie die Oberschenkelköpfe tiefer in die Hüftgelenkspfannen fallen.

2. Bewegen Sie nun beide Beine zur gleichen Zeit seitlich nach unten, das rechte nach rechts, das linke nach links. Setzen Sie dazu alle Beckenbodenmuskeln ein. Gewiss werden auch die Bauchmuskeln aktiviert. Sie sollten trotzdem locker weiteratmen, möglichst durch die Nase.

3. Heben Sie die Beine wieder in die Höhe. Setzen Sie Ihre ganze Beckenbodenpower ein: das Beckenzwerchfell und die Muskeln des Damms. Versuchen Sie dabei, die Sitzhöcker mit einer kräftigen Ausatmung anzunähern.

4. Senken Sie die Beine ab und bremsen Sie deren Fall mit der Kraft des Beckenbodens. Lassen Sie die Beine auf keinen Fall einfach fallen; die Muskeln gleiten gemütlich auseinander, denn das bringt am meisten Kraft.

5. Heben Sie die Beine wieder mit der Vorstellung nach oben, dass die Sitzhöcker Magnete sind, die sich gegenseitig anziehen.

6. Der Fantasie sind keine Grenzen gesetzt, wenn es darum geht, die Beckenbodenmuskulatur zu aktivieren. Sie können mit den Sitzhöckern einen imaginären Schwamm ausdrücken, der zwischen ihnen liegt, einen Apfel pflücken oder einen Ball fangen. Sogar

ein Kameraverschluss kann aktivierend eingesetzt werden. Die Imagination verschärft den Fokus und gibt dem Gehirn klare Hinweise, welche Muskeln einzusetzen sind.

7. Visualisieren Sie nun den Fächer des Beckenzwerchfells. Lösen Sie das Hochheben der Beine aus, indem Sie die Sitzhöcker, das Steiß- und das Schambein einander annähern und den Muskelfächer schließen. Das Steißbein bewegt sich zum Schambein hin.

8. Drehen Sie die Beine beim Anheben aus, so kommen die Sitzhöcker etwas mehr zusammen und die Bewegung ist leichter. Heben Sie die Beine einmal einwärts- und einmal auswärtsgedreht an und senken Sie sie wieder ab, um die unterschiedliche Kraftentfaltung wahrzunehmen.

9. Heben Sie die Beine zum Vergleich ohne Auslösung vom Beckenboden aus. Sie sind jetzt schwer und die Bewegung entsteht im Hüftgelenk.

10. Wiederholen Sie noch ein letztes Mal das Beinheben vom Beckenboden aus. Entfernen Sie anschließend die Bälle, strecken Sie die Beine auf dem Boden aus und spüren Sie die Wärme und Belebtheit im Beckenboden.

11. Stehen Sie nach einigen Minuten auf und erforschen Sie bei verschiedenen Beinbewegungen das neue Beckenbodengefühl: Führen Sie eine Kniebeuge aus, gehen Sie umher, heben Sie etwas auf. Nehmen Sie wahr, dass Sie die Bewegungen mit mehr Leichtigkeit und Elastizität ausführen können.

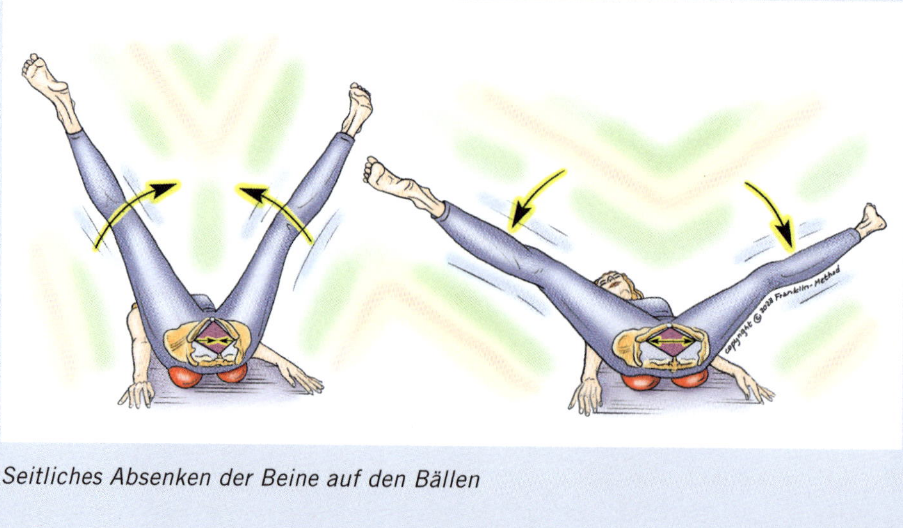

Seitliches Absenken der Beine auf den Bällen

Übung für Fortgeschrittene: Sichelschwingen

Dies ist eine Übung für fortgeschrittene Beckenbodenübende. Üben Sie, im Liegen eine Beckenbewegung von Sitzhöckern und Beckenboden auszulösen. Dies ist schwierig, weil Sie sich im Alltag daran gewöhnt haben, das Bein relativ zum Becken zu bewegen. Hier bleibt das Bein in derselben Stellung im Hüftgelenk, während das Becken die Bewegung aktiv ausführt. Zusammen mit dem Beckenboden trainieren Sie bei dieser Übung auch die seitlichen Bauch- und Rückenmuskeln.

1. Strecken Sie die Beine seitlich aus; legen Sie die Bälle in der gewohnten Stellung unter das Becken. Bewegen Sie das Becken abwechselnd vom linken und vom rechten Sitzhöcker auslösend nach vorn.

2. Achten Sie auf eine lockere Atmung, während der Rücken leicht gerundet bleibt. Stellen Sie sich vor, dass eine imaginäre Schnur die Sitzhöcker abwechselnd nach vorn zieht.

3. Nach zwölf Wiederholungen entfernen Sie die Bälle. Nehmen Sie die Wirkung der Übung auf Beckenboden und Rücken wahr.

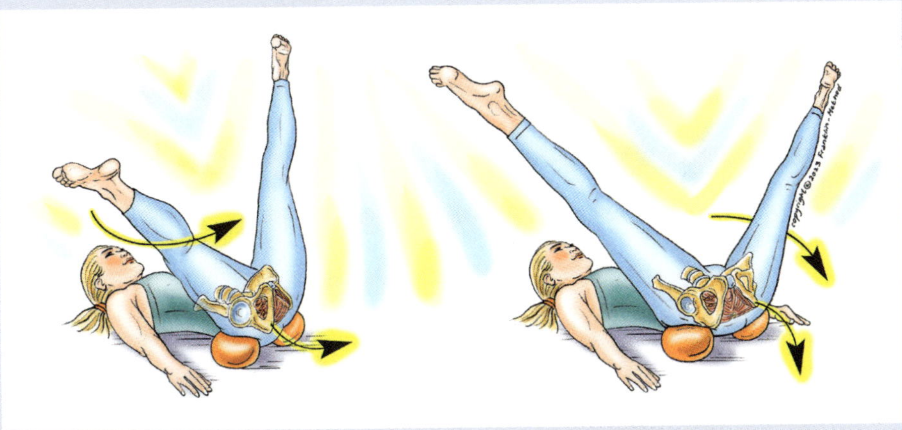

Sichelschwingung links: Beide Beine sind gestreckt, der linke Sitzhöcker löst aus.
Sichelschwingung rechts: Beide Beine sind gestreckt, der rechte Sitzhöcker löst aus.

Übung für Fortgeschrittene: Froschbeine

Die folgende Übung kräftigt die Beine, die Bauchmuskeln und den Beckenboden zugleich.

1. Platzieren Sie zwei Bälle unter dem Becken (rote Noppenbälle oder orange Smoothbälle). Drücken Sie die Fersen zusammen, die Beine sind nach außen gedreht. Strecken Sie die Beine aus. Stellen Sie sich vor, wie sich die Beckenbodenmuskeln zusammenziehen, die Sitzhöcker werden eng.

2. Spreizen Sie die Beine zur Seite. Der Beckenboden wird gedehnt, die Sitzhöcker weichen auseinander.

3. Beugen Sie die Knie und kehren Sie in die Startposition zurück.

4. Wiederholen Sie die Bewegung drei- bis achtmal.

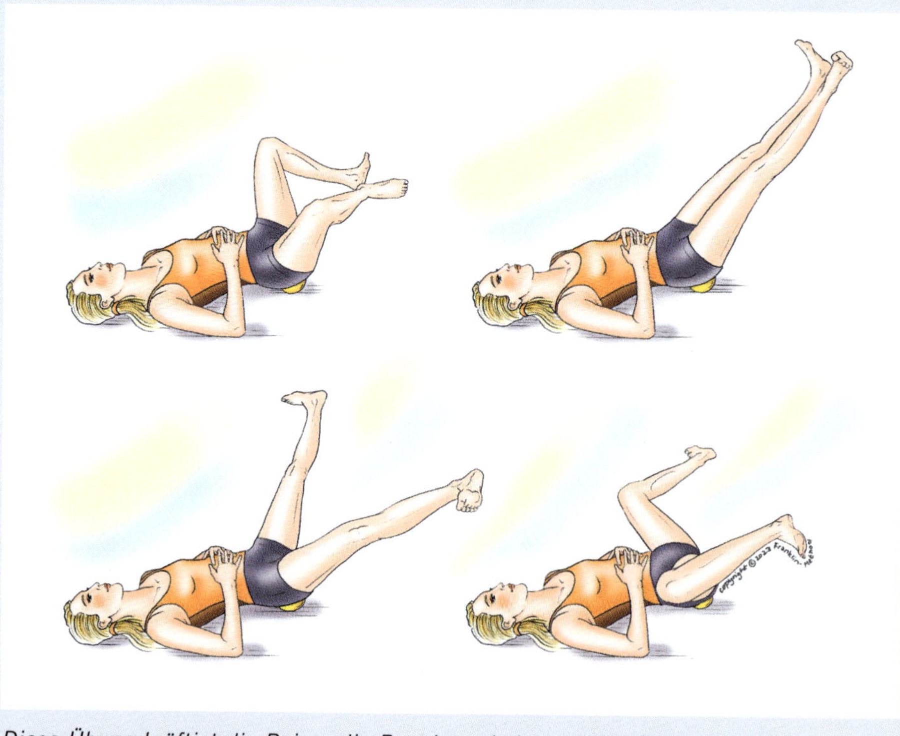

Diese Übung kräftigt die Beine, die Bauchmuskeln und den Beckenboden zugleich.

3

DEN AUFBAU DES BECKENBODENS WAHRNEHMEN

Die Beckenbodenmuskulatur ist komplex. Zusammen mit dem dazwischen gelagerten Bindegewebe kann der Beckenboden als ein vielschichtiges elastisches Netz vorgestellt werden. Dieses Netz ist zwischen den verschiedenen Knochen des Beckens wie eine Hängematte oder straffe Sprungtücher aufgespannt, die mit Bändern und Faszien verstärkt sind. Stellen Sie sich ein aktiv bewegliches Netz mit verschiedenen Etagen vor. Bevor die Muskeln, Faszien und Bänder vorgestellt werden, ist es wichtig, zu verstehen, welche Rolle diese beim Training des Beckenbodens spielen.

WAS SIND FASZIEN?

In den letzten Jahren haben die Forschung zu und das Interesse für die Faszien geboomt. Einerseits ist dies sehr erfreulich, führte aber auch zu einer verwirrenden Überfülle von Trainingsformen und Angeboten. Plötzlich waren Übungen und Trainingsmethoden, die es schon lange gab, nicht mehr Muskeltraining, sondern eher Faszientraining. Dabei sind Muskeln die Motoren im Körper, ohne diese bewegt sich nichts. Ohne Muskeln haben Faszien keine Spannung (Tonus).

Faszien umhüllen, verbinden und trennen Organe, Muskeln, aber auch Nerven und das Gehirn. Faszien übertragen die Kraft der Muskeln und können unter Umständen elastische Energie speichern. Muskeln und Faszien sind ein Team.

Die Faszien gehören zum Bindegewebe, eines der vier Grundgewebsarten des Körpers, zusammen mit der Haut (Epithelgewebe), Muskeln und Nerven. Es gibt Bindegewebe, das nicht zu den Faszien gehört: Knochen, Knorpel, Bänder und Sehnen. Sogar Fettgewebe ist Bindegewebe.

Wenn in unserem Körper per Zauberhand alle Strukturen außer dem Bindegewebe verschwunden wären, wäre unsere Form noch zu erkennen. Ein Vergleich hilft zum besseren Verständnis:

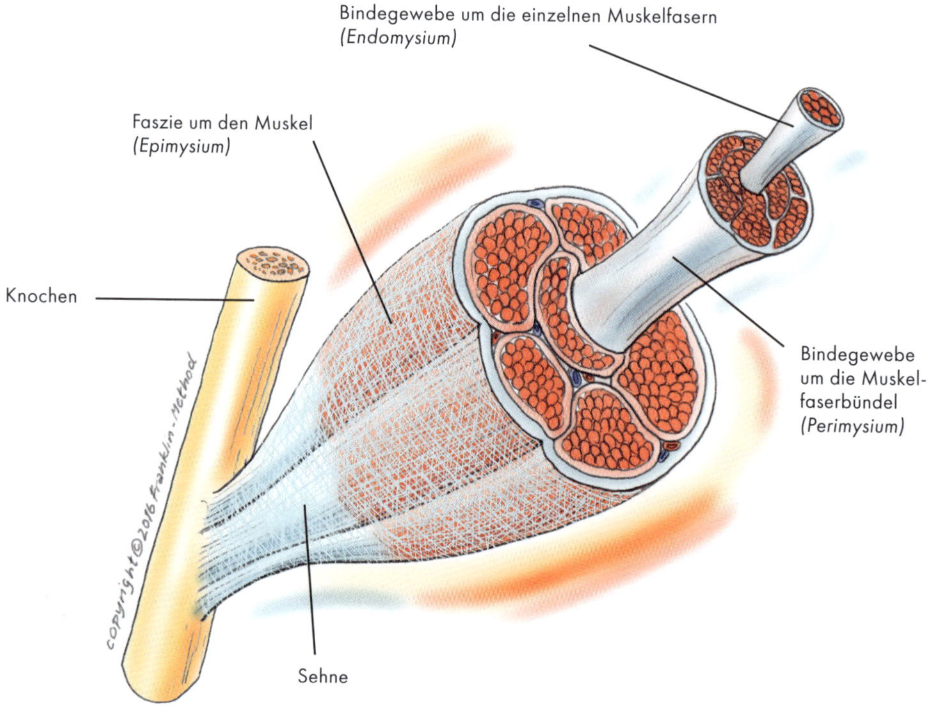

Muskelfaszien, Sehne und Knochen

Unser Bindegewebe ist wie das Büchergestell ohne Bücher. Die Muskeln, die Organsubstanz und die Haut sind je nach Körperhaltung darin ordentlich aufgereiht. Ist nun das Büchergestell schief oder schlaff, so fallen die Bücher um oder sogar aus dem Büchergestell hinaus.

Alle Faszien bestehen aus denselben Bauteilen, sind aber auf verschiedene Weise zusammengestellt. Diese Bestandteile sind die Fasern Kollagen und Elastin sowie Wasser, die jedoch zu 90 Prozent von großen zuckerähnlichen Molekülen (Glykosaminoglykane) gebunden sind. Der Unterschied zwischen Bindegewebe und dem anderen Gewebe des Körpers ist einfach zu verstehen: In der Muskulatur, den Organen und der Haut liegen die Körperzellen eng aneinander aufgereiht, Zelle auf Zelle. Die Bindegewebszellen hingegen sind wie kleine Inseln, umgeben von ihren Produkten. Wie eine Fabrik, deren Fabrikate sichtbar im Gelände liegen, produzieren die Bindegewebszellen für das umgebende Revier. Je nach Komposition kann nun das Bindegewebe Druck aushalten (Knorpel), Kraft übertragen (Sehne), Organe und Muskeln umhüllen (Faszien) oder Polster und Gleitflächen bilden (lockeres Bindegewebe). Alle Bindegewebstypen sind für das Beckenbodentraining relevant.

Das Becken und der Beckenboden bestehen zu einem beachtlichen Teil aus Bändern und Bindegewebe. Was im Becken als Bänder bezeichnet wird, sind oft Verdickungen oder Bündel von Faszien. Tatsächlich sind bei Inkontinenz und einem schlaffen Beckenboden nach der Geburt nicht die Muskulatur, sondern überdehnte Bänder und schlaffes Bindegewebe das Hauptproblem. Oft gilt dies ebenfalls für den Bauch und für den Po.

ZUSAMMENGEFASST

- Die klassische Definition von Faszien ist das dichte unregelmäßige Bindegewebe. Das heißt, in den Faszien kreuzen sich die Fasern, in einer Sehne oder einem Band verlaufen sie parallel.
- Faszien können Kraft übertragen. Faszien helfen dem Muskel, seine Wirkung über weite Strecken im Körper zu entfalten.
- Aponeurotische Faszien sind sehr stark und umhüllen die Gliedmaßen wie große Handschuhe. Sie sind Experten in der Kraftübertragung.
- Muskelfaszien *(Epimysium)* umhüllen und strukturieren Muskeln. Sie sind etwas lockerer als die aponeurotischen Faszien, um sich dem Muskel anzupassen.
- Faszien (Sehnen) können elastische Energie speichern und wieder abgeben.
- Lockeres Bindegewebe kreiert wichtige Verschiebeschichten im Körper.

Beckenbodentrampolin

1. Stellen Sie sich vor, der Beckenboden ist ein elastisches Trampolin. Beugen und strecken Sie die Hüfte und Knie und stellen Sie sich vor, wie die Sitzhöcker auseinanderweichen und sich das Steißbein zurückbewegt. Das Trampolin wird dabei gespannt. Das Zurückschnellen des Trampolins streckt die Hüfte und Knie. Diese Bewegung kann relativ schnell sein.

2. Wiederholen Sie das Beugen und Strecken der Beine, während sich das Trampolin spannt und entspannt.

3. Ruhen Sie sich nun im Stehen aus und spüren Sie in den Beckenboden hinein. Nehmen Sie die Elastizität der Beckenfaszien wahr.

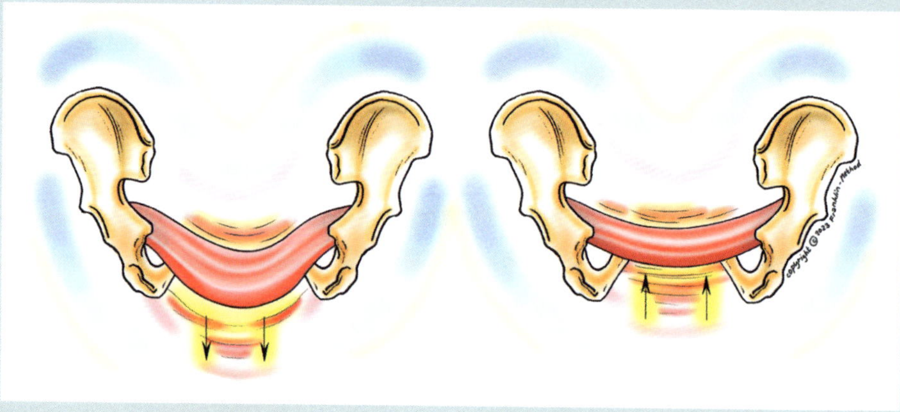

Das Beckenbodentrampolin

WAS SIND MUSKELN?

Muskeln sind die Motoren des Körpers. Das Gehirn braucht die Muskeln, um in der Welt aktiv zu sein. Muskeln bauen Spannung auf, um den Körper zu stabilisieren und zu bewegen. Muskeln sind auch wichtig für die Abfederung von Kräften (Stoßdämpfung). Diese letztere Funktion der Muskeln wird unterschätzt. Schmerzen und Verletzungen kommen von zu viel Druck oder Zug auf das Gewebe. Selten wird aber in einem Bewegungstraining darauf hingewiesen, dass Abfederung durch Muskeln genauso wichtig oder sogar wichtiger ist, als Kraft aufzubauen. Muskeln haben weitere gesundheitliche Vorzüge. Wer Kraft aufbaut, altert weniger schnell, hat weniger Arthrose, verbessert die Gehirnfunktion und kräftigt das Bindegewebe.

Muskeln bewegen die Knochen nicht direkt, sie übertragen Kraft auf Sehnen, die dann die Knochen bewegen. 30 Prozent der Muskelkraft werden jedoch über Faszien weitergeleitet. Dies ermöglicht den Muskeln, über weite Strecken Kräfte zu verteilen und wirksam zu sein. Ein Beispiel: Nur 15 Prozent des großen Gesäßmuskels *(Gluteus maximus)* setzt am Knochen an. Der Rest verbindet sich mit der Faszie des Oberschenkels *(Fascia lata)*. Der Gluteus ist über das Steißbein und das After-Steißbein-Band *(Ligamentum anococcygeum)* mit dem Beckenboden verbunden und beeinflusst dessen Spannung.

MUSKELPROTEINE GLEITEN GERNE

Wenn Sie sich auf Muskeln konzentrieren, ist die Qualität Ihrer Aufmerksamkeit genauso wichtig wie der richtige Ort oder die Bewegungslösung. Ein einziges Bild kann die Wirkung des Trainings um ein Vielfaches verbessern, eines davon ist die Imagination der gleitenden Filamente.

Ein Muskel besteht aus Bündeln von Fasern. Die Fasern sind die Zellen des Muskels und beinhalten lange Proteinstränge oder Filamente (Myofilamente). Die Filamente sitzen in einzelnen, hintereinander aufgereihten Abteilungen, die durch Querstreifen voneinander getrennt sind. Die Abteilungen nennen sich Sarkomere. Sie stellen die kleinste funktionelle Einheit eines Muskels dar. Die Filamente liegen parallel nebeneinander im Sarkomer und ermöglichen das Verkürzen des Muskels, überraschenderweise ohne sich selbst zu verkürzen. Sie gleiten in paralleler Weise ineinander und auseinander wie die Borsten zweier Haarbürsten, die man ineinanderschiebt. Dabei nähern sich die Wände der Sarkomere an und der Muskel verkürzt sich. Beim Verlängern des Muskels gleiten die Filamente wieder auseinander, die Bürsten entflechten sich. Die Vorstellung des Filamentgleitens (nicht unbedingt von Haarbürsten) ist für das Training von immensem Wert.

Muskelverkürzung ist von der Proteinwarte her keine Verkürzung, sondern ein Ineinandergleiten. So heißt diese Bewegung auch Filamentgleiten. Ein verkürzender Muskel hat Proteine, die sich ineinander verschieben, ein verlängernder Muskel hat Proteine, die sich auseinander verschieben. Ein gleich lang bleibender Muskel verschiebt nichts. Der Vorteil: Sie verlieren auch bei intensivsten Muskelkontraktionen und stark verkürztem Muskel weder an Beweglichkeit noch an Elastizität. Die Idee des Kneifens oder Anspannens im Muskel dürfen Sie gleich beiseitelassen, Sie haben es hier mit einem tiefen Ineinandergleiten zu tun. Gute Vorstellungsbilder für das Filamentgleiten sind:

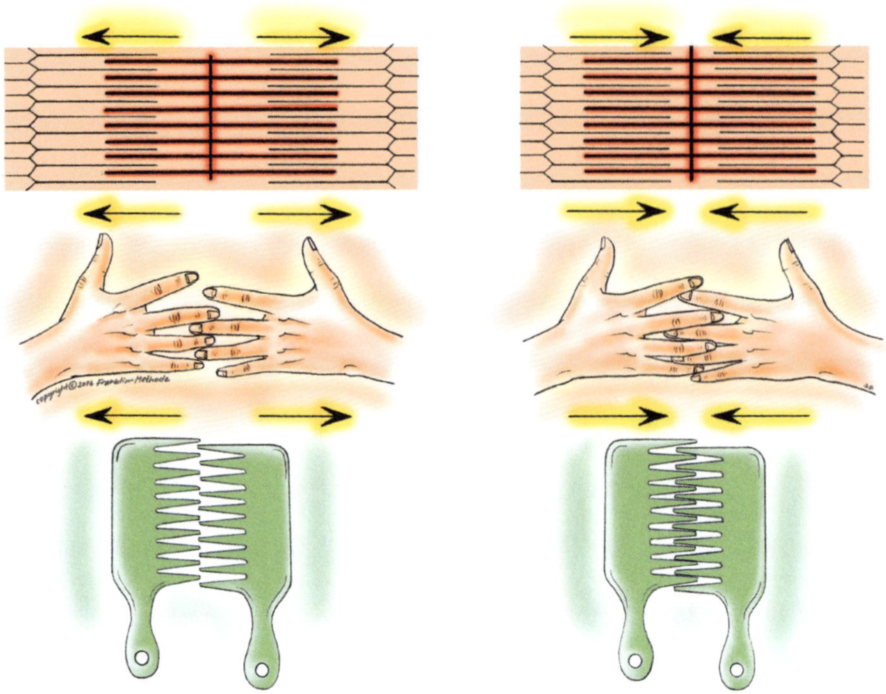

Imagination für das Filamentgleiten

- Finger, die ineinander- und auseinandergleiten
- Zähne zweier Kämme, die ineinander- und auseinandergleiten
- Ruder, die unaufhörlich ins Wasser tauchen, um ein Boot vorwärtszuschieben

Auf diese Weise zieht das Muskelprotein Myosin sein Partnerprotein Aktin von beiden Seiten her zu sich heran.

Muskelgleiten im Bizeps

1. Legen Sie Ihre rechte Hand auf den Bizeps, den großen Oberarmmuskel. Beugen und strecken Sie nun langsam den Ellbogen, während Sie sich vorstellen, wie die Filamente ineinander- und auseinandergleiten. Wiederholen Sie die Bewegung und Vorstellung zwölfmal.

2. Nehmen Sie jetzt den Unterschied zwischen den Seiten wahr. Tun Sie dies, indem Sie beide Ellbogen beugen und strecken. Ist die geübte Seite geschmeidiger, leichter, beweglicher?

Schwebearm

1. Legen Sie Ihre linke Hand auf den Kappenmuskel zuoberst und außen am rechten Arm. Dieser Muskel verkürzt sich, oder in der neuen Terminologie: Er gleitet ineinander, wenn Sie den Arm anheben, und auseinander, wenn Sie ihn wieder nach unten senken.

2. Heben Sie den rechten Arm langsam an und stellen Sie sich vor, dass tief im Kappenmuskel ein Ineinandergleiten stattfindet. Senken Sie den Arm wieder und stellen Sie sich vor, dass im ganzen Kappenmuskel ein Auseinandergleiten stattfindet.

3. Wiederholen Sie diese Bewegung zehnmal, und auch wenn es anstrengend wird, bleiben Sie beim Gleitgefühl.

4. Lassen Sie beide Arme seitlich am Körper hängen und vergleichen Sie das Gefühl im Muskel. Die rechte Schulter wird sich vielleicht entspannter anfühlen. Wenn Sie beide Arme gleichzeitig seitlich nach oben anheben, wird sich der rechte Arm leichter und beweglicher anfühlen.

Interpretation: Obwohl Sie den rechten Kappenmuskel trainiert haben, ist der Arm leichter, lockerer und kräftiger. Der Kappenmuskel kann den Arm mit weniger Anstrengung nach oben heben und hat an Kraft gewonnen, weil er jetzt durch das Nervensystem eine bessere Steuerung genießt. Kraft, Beweglichkeit und Entspannung kann mit dem richtigen Bild in eine Übung verpackt werden: Das spart nicht nur Zeit, sondern schont auch die Gelenke.

Muskelgleiten im Beckenboden

1. Beugen Sie die Hüfte und die Knie und stellen Sie sich vor, wie sich die Sitzhöcker auseinanderbewegen und das Steißbein sich zurückbewegt. Nehmen Sie sich dafür genügend Zeit. Stellen Sie sich dabei vor, wie die Filamente der Beckenbodenmuskeln auseinandergleiten.

2. Strecken Sie Hüfte und Knie und stellen Sie sich vor, wie sich die Sitzhöcker aufeinander zu bewegen und sich das Steißbein nach vorn bewegt. Stellen Sie sich vor, dass die Filamente der Beckenbodenmuskeln ineinandergleiten.

3. Wiederholen Sie die Übung fünf- bis siebenmal. Spüren Sie in der aufrechten Haltung die Wirkung auf den Beckenboden: Nehmen Sie mehr Spannung (Tonus) und Aufrichtung wahr?

ZUSAMMENFASSUNG DER GRUNDPRINZIPIEN FÜR EIN WIRKSAMES MUSKELTRAINING

- Muskeln sind die Motoren des Körpers, sie sind das ausführende Organ des Gehirns, ohne Muskeln könnten Sie in der Welt nicht aktiv sein.
- Muskeln sind in einer mittleren Länge am kräftigsten. Ganz verkürzte und völlig ausgedehnte Muskeln sind schwach.
- Muskelkraft hängt von der Geschwindigkeit der Bewegung ab, beim langsamen Üben ist mehr Kraftentwicklung möglich.
- Muskeln haben mehr Kraft, während sie sich verlängern (exzentrische Kontraktion). Beim Beckenbodentraining sollte diese verlängernde Phase der Muskelkontraktion betont werden.
- Muskeltraining schüttet Botenstoffe aus, die für das Wohlgefühl, das Immunsystem und das Gehirn förderlich sind.
- Das Gehirn kontrolliert die Muskeln, deshalb ist die Qualität der Bewegungsvorstellung wichtig für die Wirkung einer Übung.
- Das Gehirn kontrolliert zwar die Muskeln, braucht aber qualitativ hochwertiges Feedback vom Körper, um dies effektiv zu tun. Deshalb ist Ihre Körperwahrnehmung entscheidend für eine gesunde Ausführung von Übungen.

EBENEN DES BECKENBODENS

Der Beckenboden ist in Schichten oder Stockwerken angelegt. Es gibt also nicht nur einen Boden, sondern verschiedene Etagen mit verschiedenen Aufgaben. Jede Etage erfordert differenziertes Training. Um dies zu verstehen, werden Sie die einzelnen Etagen genauer betrachten und trainieren.

Eine kurze Vorschau: Die oberste Schicht ist der Boden des Bauchfells *(Peritoneum)*. Darunter liegt die Ebene der Beckenfaszien und Beckeneingeweidefaszie (viszerale Faszien) mit vielen faszialen Verdickungen oder Bändern, die die Organe stützen. Jetzt erst kommt der klassische Beckenboden, das Beckenzwerchfell *(Diaphragma pelvis)*. Darunter liegt im vorderen Beckenbereich der tiefe und oberflächliche Dammraum *(Perineum)* und im hinteren Bereich der oberflächliche postanale Raum. Zuunterst befindet sich das Unterhautgewebe mit der oberflächlichen Faszie (Colles-Faszie). Die Faszien dieser Etagen haben Verbindungen zueinander und zum Rest des Körpers.

DAS BECKENZWERCHFELL

Um eine Übersicht über das Beckenzwerchfell zu gewinnen, kann man sich zunächst verschiedener Metaphern bedienen. Der Beckenboden ist eine Hängematte, die an der Innenseite des Beckenbodens befestigt ist. Wer eine etwas dynamischere Imagination bevorzugt, kann sich auch ein Trampolin oder Sprungtuch vorstellen (siehe Abbildung auf Seite 80). Man kann den Beckenboden auch mit einem Trichter vergleichen. Auf Seite 74 wird auch die Vorstellung eines Fächers verwendet, der sich vom Steißbein aus nach vorn ausbreitet.

Außer seiner primären Tragefunktion ist das Beckenzwerchfell auch wichtig für die Stabilität des Beckens. Vor allem das Darmbein-Kreuzbein-Gelenk (Iliosakralgelenk) profitiert von einem starken Beckenboden. Das Becken wird auch von Muskelschlingen und den unteren Bauchmuskeln und Rückenmuskeln stabilisiert. Das Beckenzwerchfell besteht aus dem Afterheber *(Levator ani)* und dem Steißbeinmuskel *(Coccygeus)*. An diese Muskeln schließt sich oben und unten eine Muskelfaszie an. Dieses »Muskel-Faszien-Sandwich« erlaubt dem Beckenzwerchfell, sich anzuspannen, aber auch elastisch abzufedern.

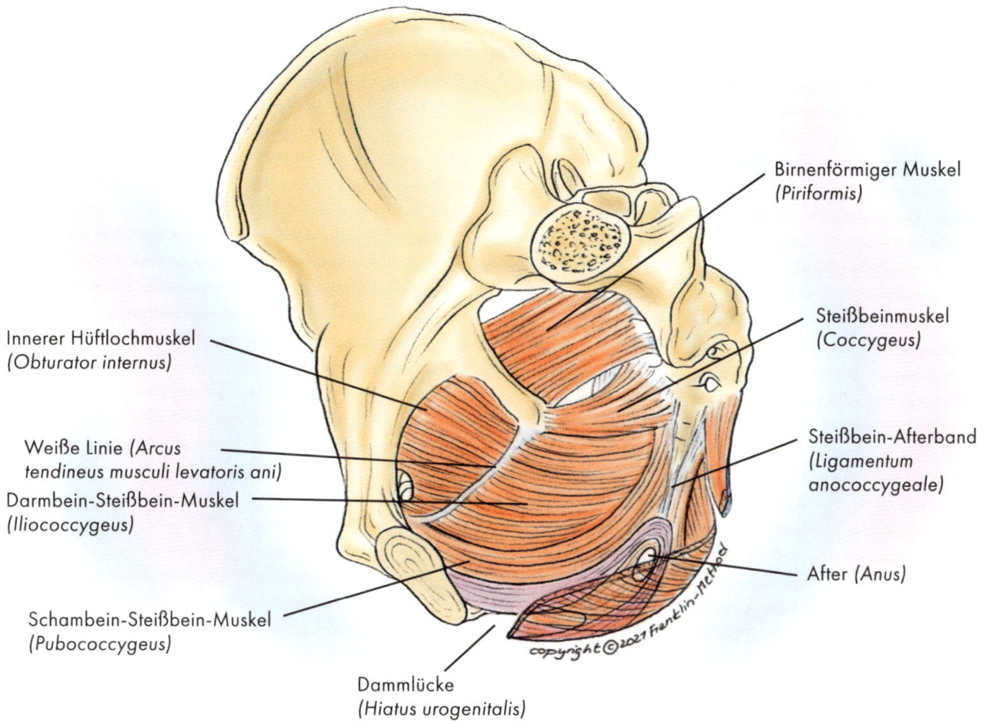

Das Beckenzwerchfell (Diaphragma Pelvis)

Wo ein Boden ist, findet man auch Wände. Die seitlichen Wände des Beckenzwerchfells sind wichtig für seine Funktion. Die Hinterwand bilden das Kreuzbein und daran ansetzend der birnenförmige Piriformis-Muskel. Dieser Muskel ist ein Außenrotator des Beins und bekannt für das Piriformis-Syndrom. Dabei drückt der Muskel auf den Ischiasnerv und verursacht Schmerzen. Beckenbodentraining kann helfen, indem es den Piriformis entlastet. Die Seitenwand und ein Teil der Vorderwand des Beckenbodens bestehen aus dem Darmbein (auch Hüftbein, *Os coxae*), dem Sitzbein (Sitzhöcker, *Os ischiadica*) und dem inneren Hüftlochmuskel (innerer Verstopfermuskel, *Obturator internus*). Die Vorderwand besteht aus dem Schambein und der Schambeinfuge.

Der hinterste Muskel des Beckenzwerchfells oder der hintere Rand des Fächers ist der Steißbeinmuskel *(Coccygeus)*. Dieser zieht vom Sitzbeinstachel zum unteren Kreuzbein und Steißbein. Er kann sich nicht entscheiden, ob er ein Band oder ein Muskel ist, denn er enthält Muskelfasern wie auch Bindegewebsfasern. Mithilfe des Steißbeinmuskels kann die Stellung des Kreuzbeins subtil beeinflusst und der untere Rücken entlastet werden.

Als Nächstes folgt der Afterheber *(Levator ani)*. Dieser besteht wiederum aus weiteren Muskelkomponenten. Die erste davon ist der Darmbein-Schambein-Muskel *(Iliococcygeus)*. Dieser setzt nicht an einem Knochen an, sondern an einer bindegewebigen Verstärkung des inneren Hüftlochmuskels *(Obturator internus)*. Diese Verdickung *(Arcus tendineus musculi levatoris ani)* wird »weiße Linie« genannt. Die weiße Linie verläuft in einem Bogen von der Schambeinrückseite bis zum Sitzhöckerstachel.

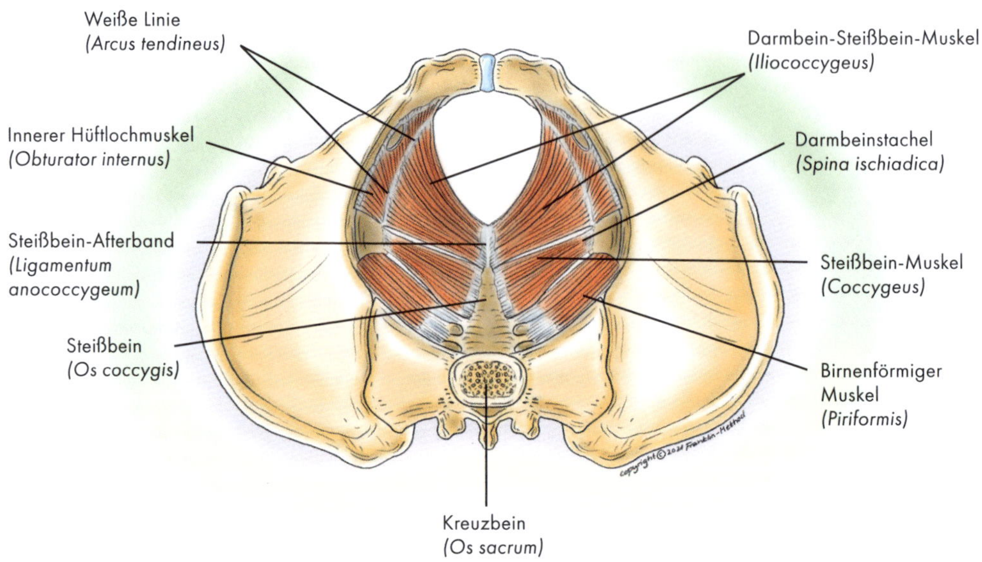

Der Darmbein-Steißbein-Muskel mit der weißen Linie

Der Hüftlochmuskel ist ein Außenrotator des Beins. Wie schon erwähnt, hat demzufolge die Position der Beine einen Einfluss auf die Spannung des Beckenbodens. Drehen Sie die Beine aus, so verkürzt sich der innere Hüftlochmuskel. Verkürzte Muskeln sind dicker und deshalb drückt der innere Hüftlochmuskel gegen seine Muskelfaszie und spannt sie an. Diese Spannung überträgt sich auf den Darmbein-Steißbein-Muskel.

Der Darmbein-Steißbein-Muskel hat die zentralste Lage. Er zieht von der Innenseite des Schambeins neben der Schambeinfuge zum Steißbein, dem unteren Kreuzbein und dem Steißbein-Afterband *(Ligamentum anococcygeum)*. Hier befindet sich eine bindegewebige Naht (Raphe), an der sich die beiden Seiten des Darmbein-Steißbein-Muskels spiegeln. Der Darmbein-Steißbein-Muskel ist der Beckenbodenmuskel, der am ehesten wie eine Hängematte aussieht.

Der Schambein-Steißbein-Muskel hat auch einen inneren Anteil. Dieser besteht aus Muskeln, die zur Prostata und Vagina (*Puboprostaticus* und *Pubovaginalis*) und zum Sehnenzentrum des Damms (siehe Seite 97) ziehen. Diese Anteile helfen, die Prostata und die Vagina zu stabilisieren.

Der Letzte im Bund des Afterhebers ist der Schambein-After-Muskel *(Puborectalis)*. Dieser umschließt schlingenförmig den Mastdarm *(Rectum)*, kann bei Kontraktion die Krümmung des Mastdarms verstärken und hilft so dem Verschlussmechanismus. Der Schambein-After-Muskel ist mithilfe des After-Steißbein-Bandes am Steißbein befestigt. Wenn Sie auf die Toilette gehen, beugen Sie das Hüftgelenk. Dies hilft dem Schambein-After-Muskel, sich zu strecken, die Krümmung zu begradigen und den Stuhlgang zu vereinfachen.

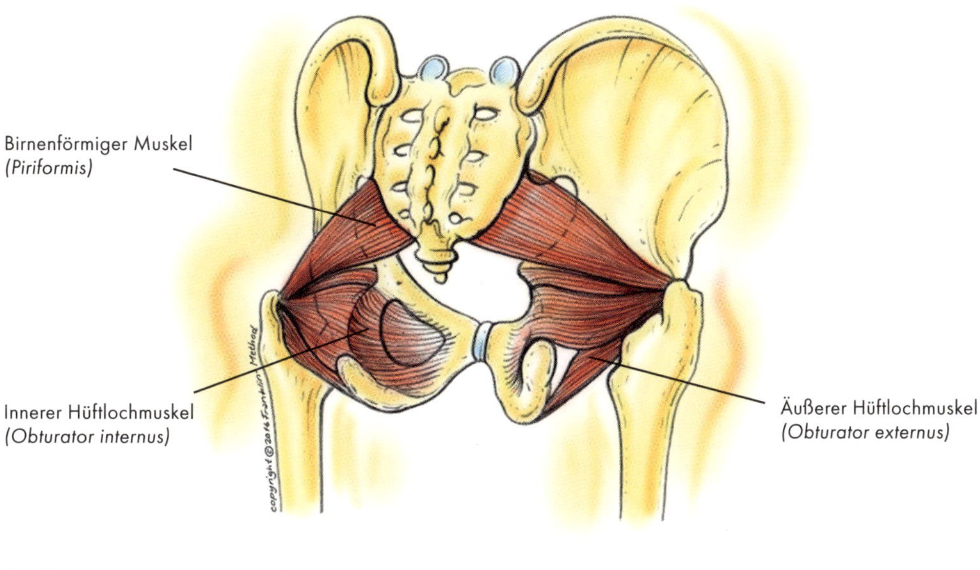

Piriformis und innerer Hüftlochmuskel

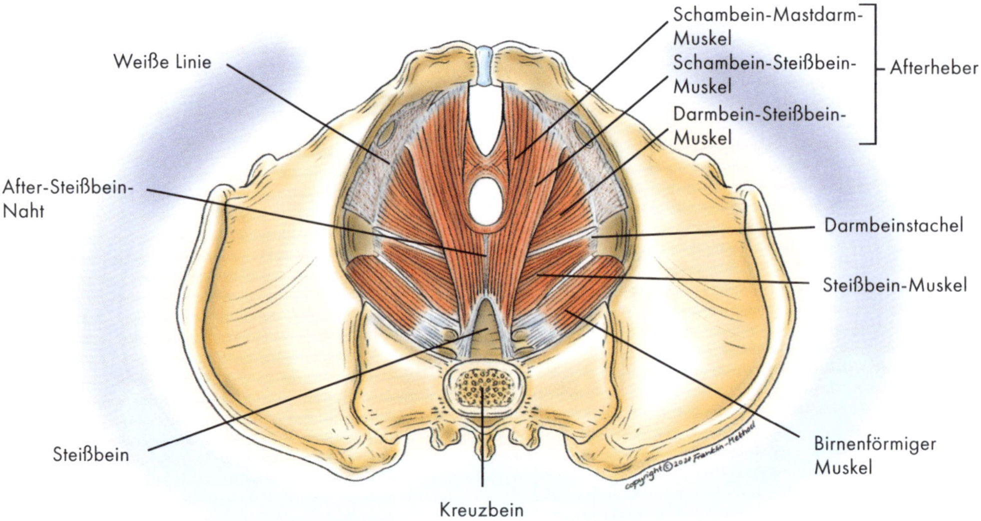

Der Schambein-Steißbein-Muskel

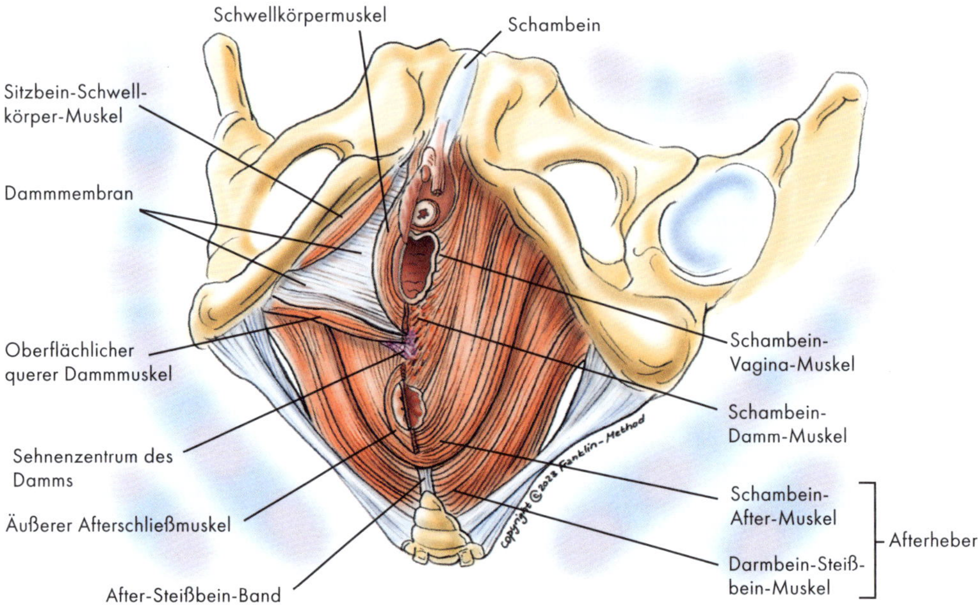

Die Muskeln des Beckenbodens von vorn-unten gesehen

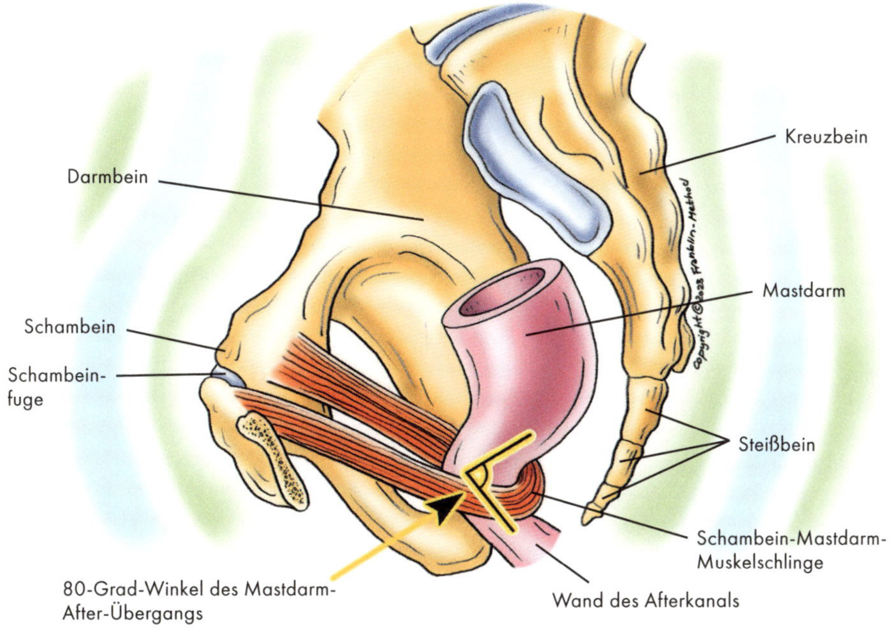

Der Schambein-After-Muskel (Puborectalis)

Einzelne Beckenbodenmuskeln imaginieren

1. Berühren Sie im Stehen das Steißbein und den rechten Sitzhöcker. Zwischen diesen beiden Berührungspunkten im Becken (wenig weiter oben) befindet sich der Steißbeinmuskel. Beugen Sie die Hüfte und Knie und imaginieren Sie, wie sich dieser Muskel verlängert oder auseinandergleitet. Strecken Sie die Hüfte und Knie und stellen Sie sich vor, wie sich dieser Muskel verkürzt oder besser ineinandergleitet. Wiederholen Sie diese Sequenz fünfmal.

2. Berühren Sie das Steißbein und das Hüftgelenk der rechten Seite. Zwischen Ihren Händen innerhalb des Beckens befindet sich der Darmbein-Steißbein-Muskel. Beugen Sie die Hüfte und die Knie und imaginieren Sie, wie sich dieser Muskel verlängert oder auseinandergleitet. Strecken Sie die Hüfte und die Knie und stellen Sie sich vor, wie sich dieser Muskel verkürzt oder ineinandergleitet. Wiederholen Sie diese Sequenz fünfmal.

3. Berühren Sie das Steißbein und das Schambein. Zwischen Ihren Händen befindet sich der Schambein-Steißbein-Muskel. Beugen Sie die Hüfte und die Knie und imaginieren Sie, wie sich dieser Muskel verlängert oder auseinandergleitet. Strecken Sie die Hüfte

und die Knie und stellen Sie sich vor, wie sich dieser Muskel verkürzt oder ineinandergleitet. Wiederholen Sie diese Sequenz fünfmal.

4. Bevor Sie auf der anderen Seite üben, vergleichen Sie die Seiten in einer aufrechten Haltung. Nehmen Sie die Spannkraft im Beckenboden rechts und links wahr, indem Sie einmal auf dem rechten Bein balancieren und dann auf dem linken. Wahrscheinlich spüren Sie mehr Spannkraft (Tonus) auf der rechten Seite.

5. Heben Sie das rechte und das linke Bein und vergleichen Sie deren Beweglichkeit im Hüftgelenk. Diese ist auf der rechten Seite jetzt womöglich besser als links. Eine optimale Beweglichkeit resultiert nämlich nicht aus Stretching, sondern aus einer besseren Koordination und Körperwahrnehmung, und diese haben Sie jetzt auf der rechten Seite. Beweglichkeit beginnt im Kopf.

6. Wiederholen Sie die ganze Übung auf der linken Seite.

Der aktive Fächer

1. Visualisieren Sie den Beckenbodenfächer im Stehen. Nehmen Sie wahr, dass er elastisch und dehnbar ist, sich aber auch kräftig zusammenziehen kann.

2. Beugen Sie die Hüfte und die Knie und der Fächer weitet sich aus.

3. Strecken Sie die Hüfte und die Knie und der Fächer verengt sich.

4. Beugen und strecken Sie die Beine mindestens zwölfmal, bis Sie die Muskeln des Beckenzwerchfells als Fächer in voller Aktion visualisieren können.

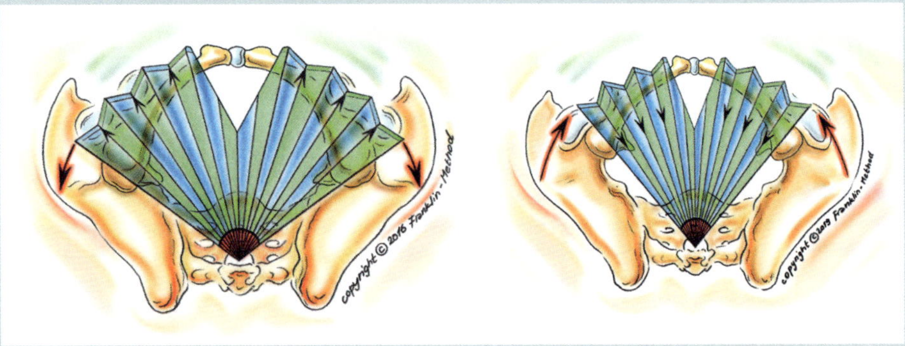

Fächer weitet sich (links), Fächer wird enger (rechts).

DAS GROSSE DREIECK

Der Fächer des Afterhebers hat einen kleinen »Defekt«. Vorn in der Mitte befindet sich eine Öffnung, das Levatortor. Dieses Tor ist wichtig für den Geburtsvorgang. Gleichzeitig muss diese Öffnung gut abgeschlossen werden, denn hier befinden sich bei der Frau die Vagina, die Harnröhre *(Urethra)* und der Mastdarm (Rektum). Das Levatortor wird lateral und dorsal vom Schambeinmuskel *(Puborectalis)* umrahmt. Die Seiten des Levatortors werden Levatorschenkel genannt. Um das Levatortor abzuschließen, existiert eine starke fasziale Membran, die Dammmembran *(Membrana perinealis)* mit angelagerten Muskeln. Wie ein dreieckiges Sprungtuch sind Muskeln und Bindegewebe zwischen den Schambeinästen und dem Sitzbein aufgespannt. In der Form erinnert das Ganze an ein Dreieck mit abgestutzter Spitze. Zusammen mit bindegewebigen Blättern heißt dieser Bereich auch das urogenitale Dreieck *(Trigonum urogenitale)*. Früher wurde er auch *Diaphragma urogenitale* genannt, in Anlehnung an das *Diaphragma pelvis*.

Das Wort Damm wird oft unterschiedlich definiert. Nach internationaler Norm umfasst der Begriff den gesamten Bereich unter dem Beckenzwerchfell. Früher hat man mit dem Begriff Damm den Bereich zwischen After und Vagina bezeichnet. Diese Verwendung ist veraltet, in diesem Buch verwende ich den Normbegriff. Die Dammmembran hat bei der Frau zwei Öffnungen (für die Harnröhre und Vagina), beim Mann nur eine (für die Harnröhre). Dies schwächt die Membran bei Frauen ab. Dafür haben Frauen mehr Muskelverstärkung. Um die Muskeln besser zu imaginieren, stellt man sich oben und unten an der dreieckigen Dammmembran zwei Räume vor: Der tiefe Dammraum ist oben (weil tiefer im Körper), der oberflächliche Dammraum ist unten (er liegt mehr außen am Körper). In diesen beiden Räumen befinden sich Muskeln, die der Dammmembran angelagert sind. Beim Mann existiert im tiefen Dammraum der querverlaufende tiefe Dammmuskel. Bei der Frau gibt es diesen Muskel ebenfalls, aber auch noch einen Harnröhrenschließmuskel *(Sphincter urethrae)* und damit verbunden den Vagina-Harnröhren-Schließmuskel *(Sphincter urethrovaginalis)*. Eine muskuläre Schlinge, der Harnröhrendruckmuskel *(Compressor urethrae)*, schließt das System ab. Diese muskuläre Verstärkung kompensiert eine etwas schwächere Dammmembran. All diese Muskeln sind willkürlich. Das heißt, man kann sie über Bewegung und Vorstellungskraft aktivieren.

Männer haben also im Vergleich zu Frauen keine große Öffnung in der Dammmembran. Haben deshalb Frauen von vornherein einen schwächeren Beckenboden? Die Antwort lautet »Ja«, wenn man Elastizität und Beweglichkeit mit Schwäche gleichsetzt. Das ist einfach zu verstehen und so können Inkontinenzprobleme bei Frauen als fast naturgegeben betrachtet werden. Im Widerspruch dazu steht, dass die Frau während der Schwangerschaft nicht nur ihr Organgewicht, sondern auch das Gewicht des Babys auf dem Beckenboden tragen muss, eine Leistung, die man bei Männern bisher nicht getestet hat. Es gibt also keine wissenschaftlichen Vergleichswerte. Wenn man an die potenzielle Kraft von fließendem Wasser denkt, so ist es fraglich, ob die oft verspannteren Beckenböden vieler Männer wirklich die stärkeren sind.

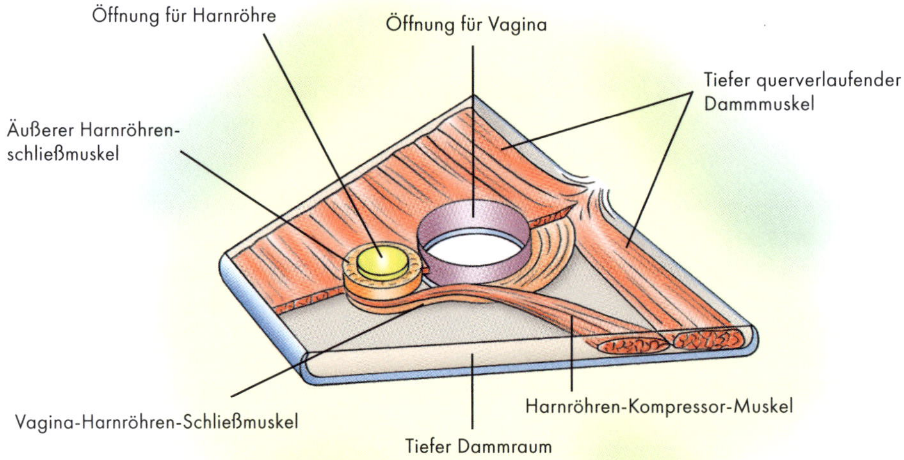

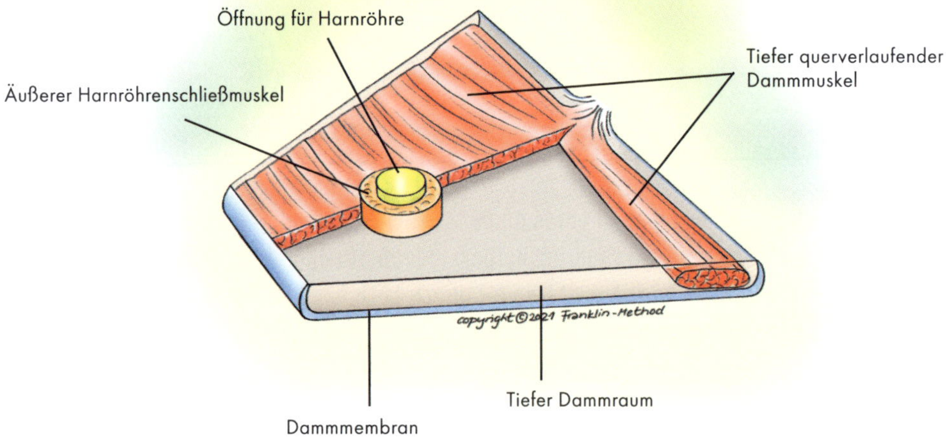

Dammmembran und tiefer Dammraum mit Muskeln

Hinter dem Urogenitaldreieck liegt der After ebenfalls in einem Dreieck, dem Analdreieck. Dieses Dreieck ist diagonal nach hinten oben gerichtet, im Gegensatz zum Urogenitaldreieck, das nach vorn und oben ausgerichtet ist. Die hintere Ecke des Analdreiecks ist das Steißbein, die Basis eine Linie zwischen den Sitzhöckern. Das Dach dieses Dreiecks ist die Unterseite des Beckenzwerchfells. Der After ist umgeben von inneren und äußeren Schließmuskeln, die durch eine Schicht Längsmuskeln getrennt sind. Die inneren Schließmuskeln verbinden sich nach oben mit dem Beckenzwerchfell. Seine Muskelfasern sind nicht kreisförmig ausgerichtet, sondern als eine enge Spirale, die sich bei Entspannung ausweitet und bei Anspannung verengt.

Der äußere Afterschließmuskel ist größer und von Polsterfett umgeben. Nach vorn ist er mit dem Sehnenzentrum des Beckens *(Corpus perineale)* und dem Schwellkörpermuskel verbunden *(Bulbospongiosus)*, nach hinten mit dem Steißbein-Afterband. Einige der Fasern des äußeren Afterschließmuskels kreuzen sich vorn und hinten am After. Die obersten Fasern verbinden sich mit dem Schambein-Mastdarm-Muskel *(Puborectalis)*. Er besteht aus Muskelfasern, welche sehr ausdauernd sind. Die Schließmuskeln, wie auch der Afterheber, sind dauernd leicht angespannt, um die Kontinenz zu gewährleisten. Wenn Sie den After anspannen, ziehen Sie das Steißbein nach vorn, was eine Gegennutation im Kreuzbein auslöst und den Rücken leicht runder macht. Rückenstreckung und Anspannung der Afterschließmuskeln passen deshalb nicht gut zusammen.

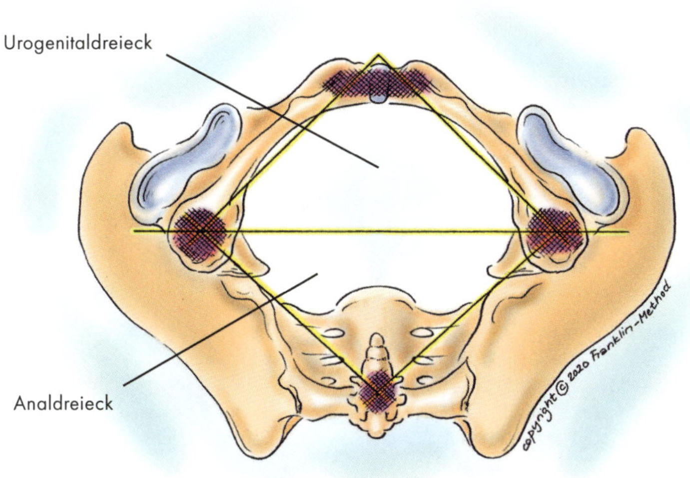

Urogenital- und Analdreieck

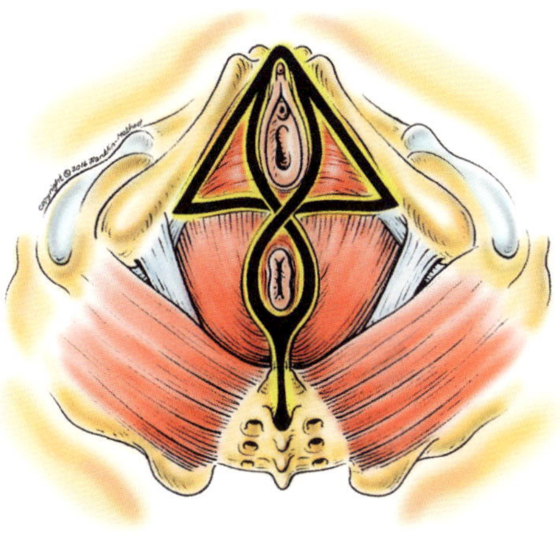

Äußerer Afterschließmuskel verbunden mit Steißbein, Schwellkörpermuskel und querem Dammmuskel

Das Dreieck des Dammraums in Bewegung wahrnehmen

Die tiefen und oberflächlichen Dammmuskeln sind hauptsächlich willkürliche Muskeln. Dies ist erfreulich, denn allein durch das Lesen dieser Sätze und den Versuch, sich diese Muskeln vorzustellen, werden sie aktiviert, denn Fokus auf einen Muskel erhöht seine Spannung. Also, wenn Sie ungeduldig auf Übungen warten – Sie sind schon beim Üben.

Unwillkürliche Muskeln reagieren auch, aber eher auf Ihren Entspannungs- oder Stresszustand. Im Gegensatz zur quergestreiften Muskulatur bedeutet Stress für glatte Muskulatur Erschlaffung. Deshalb sollte das Beckenbodentraining mit genügend atmender Ruhe ausgeführt werden, will man die Spannfähigkeit dieser Fasern erhöhen.

1. Visualisieren Sie in einer eher breitfüßig stehenden Position das Urogenitaldreieck zwischen Schambeinen und Sitzhöckern.

2. Beugen Sie die Beine und die Knie und spüren Sie, wie sich die beiden Schambeinäste ausweiten, wie Flügel, die sich öffnen. Die Dammmembran weitet sich aus, die Muskeln dehnen sich, die Filamente im Muskel gleiten auseinander.

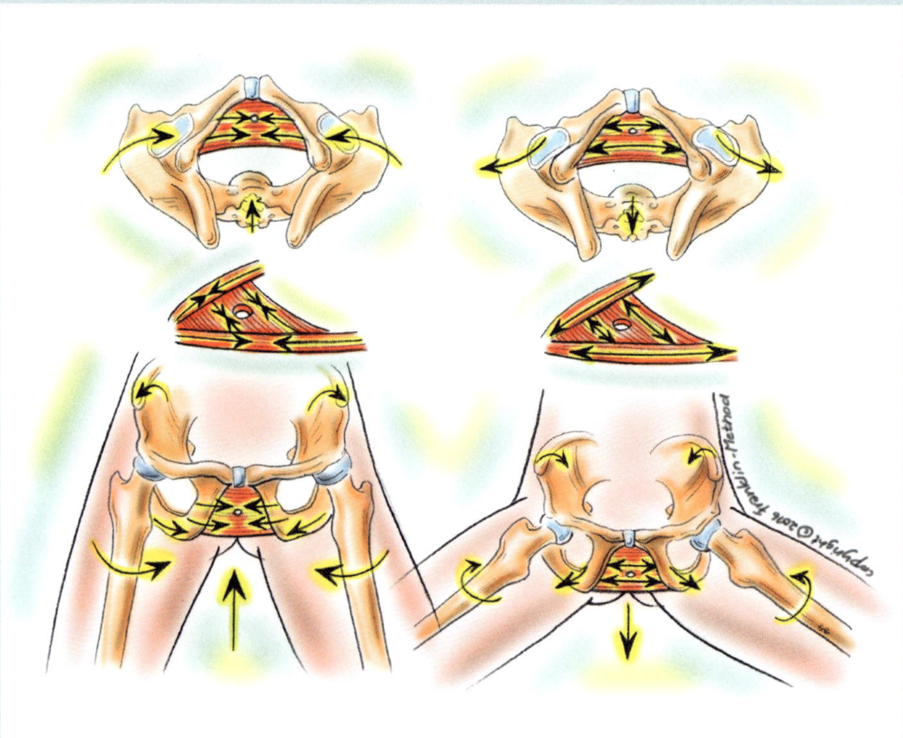

Das Urogenitaldreieck wird weiter und enger.

3. Strecken Sie die Beine und spüren Sie, wie sich der Bogen der Schambeine wieder verengt, wie sich das Urogenitaldreieck wieder verengt, wie sich die Muskeln verkürzen und die Filamente im Muskel ineinandergleiten.

4. Wiederholen Sie die obigen Bewegungen und Vorstellungen vier- bis sechsmal.

Von Drachen, Vulkanen und Kleiderbügeln

1. Sie können sich einen imaginären fliegenden Teppich unter das Becken legen und mit dessen Kraft das Becken anheben. Wenn Sie bei Teppichen an Staub denken oder eher der Outdoor-Typ sind, verwandeln Sie die Dammmembran imaginativ in einen Flugdrachen. Dieser trägt beim Beugen der Beine das Becken nach unten und leistet gute Hebedienste beim Strecken. Konzentrieren Sie Ihre Gedankenkraft im Damm und spüren Sie den Auftrieb des Drachens.

2. Herrscht Windstille, dürfen Sie noch einige Energiegrade dazulegen und sich das Dammdreieck als Vulkan vorstellen. Dieser hat so viel erdige Power, dass Sie förmlich davonschweben. Es wird sprichwörtlich heiß im Becken.

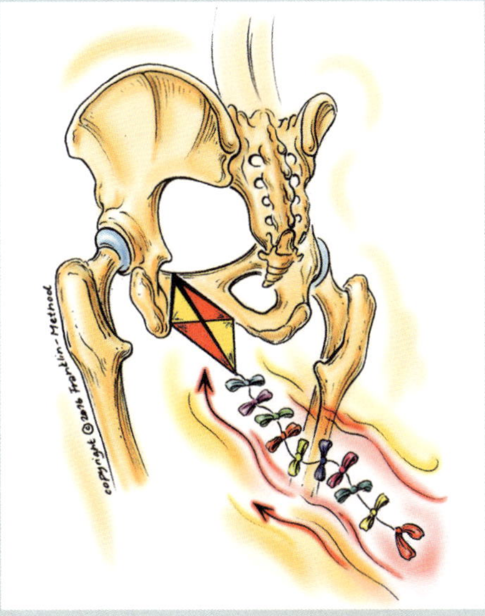

Der Damm als fliegender Drache

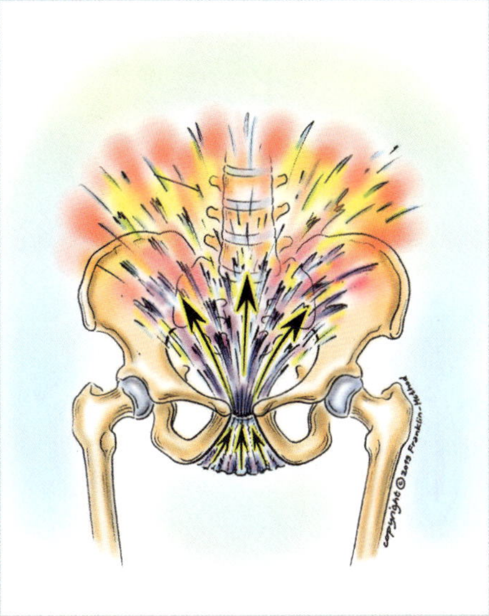

Der Damm mit der Kraft eines Vulkans

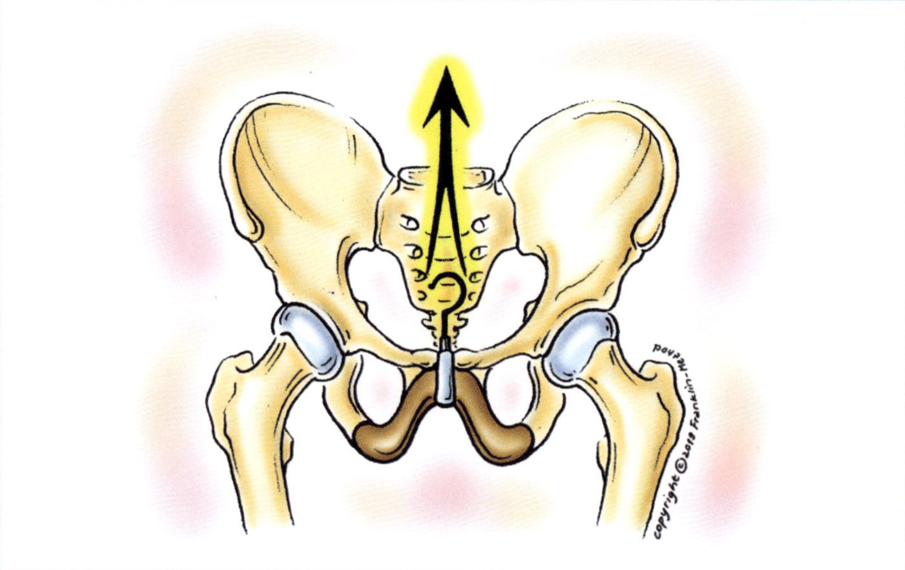

Das Urogenitaldreieck wird als Kleiderbügel angehoben.

3. Wenn Ihnen das zu exotisch ist, können Sie sich vorstellen, der Damm sei ein Kleiderbügel. Der Haken zeigt nach vorn oben und wird auch nach oben gezogen, sodass der ganze Damm geliftet wird.

4. Entdecken Sie, wie bei vielen alltäglichen Bewegungen das Urogenitaldreieck und der Fächer des Beckenzwerchfells in Bewegung sind. Das ist sicher das beste Training des Beckenbodens: die Integration in den Alltag.

NOCH MEHR DREIECKE: DER OBERFLÄCHLICHE DAMMRAUM

Der Dammmembran und den umliegenden Knochen sind drei Muskeln »aufgesetzt«: der Sitzbein-Schwellkörper-Muskel *(Ischiocavernosus)*, der Schwellkörpermuskel *(Bulbospongiosus)* und der oberflächliche quere Dammmuskel *(Transversus perinei superficialis)*. Visuell gesehen liegen dem großen Urogenitaldreieck nochmals zwei kleinere Dreiecke auf, was das Herz jedes geheimen Geometriefans frohlocken lässt.

Der Schwellkörpermuskel ist ein dreischichtiger Muskel, der bei der Frau den Rand der Vagina bildet und beim Mann die Basis des Penis umringt. Er setzt sich wie erwähnt im Schließmuskel

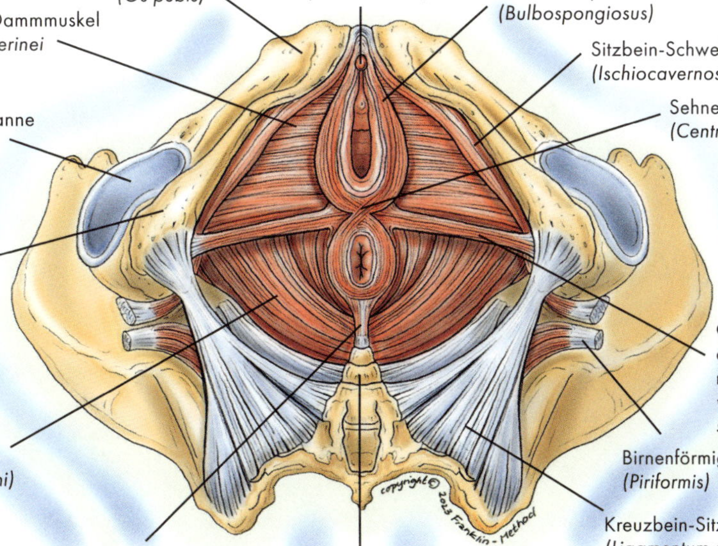

Damm von unten gesehen

des Afters fort. Dadurch entsteht eine muskuläre Achterschlaufe. Bei der Frau ist dieser Muskel an der unteren Fläche der Klitoris und der Vagina befestigt. Durch diesen Muskel erfährt der Schließmuskel des Afters eine Verbindung mit dem Harnröhrenschließmuskel.

DAS SEHNENZENTRUM DES DAMMS

Vor dem After und im Überkreuzpunkt der 8 liegt das Sehnenzentrum *(Centrum tendineum)* des Beckenbodens. Dies ist eine Schlüsselstelle – fast alle bindegewebigen, faszialen und muskulären Schichten des Beckenbodens sind hier miteinander verknüpft. Es ist eine Sammelstelle der Beckenbodenkraft, die Radnabe des Beckens, ein Akupressurpunkt, eine Wiederbelebungsstelle im Kampfsport und der Ort, allerdings in einer anderen Dimension, des Wurzelchakras. Um diese Stelle vom ganzen Damm zu unterscheiden, nenne ich ihn das Dammzentrum. Wenn Sie diese Stelle beleben und kräftigen, haben Sie das Gefühl, dass das ganze Becken von diesem Punkt aus mit Leichtigkeit getragen werden kann.

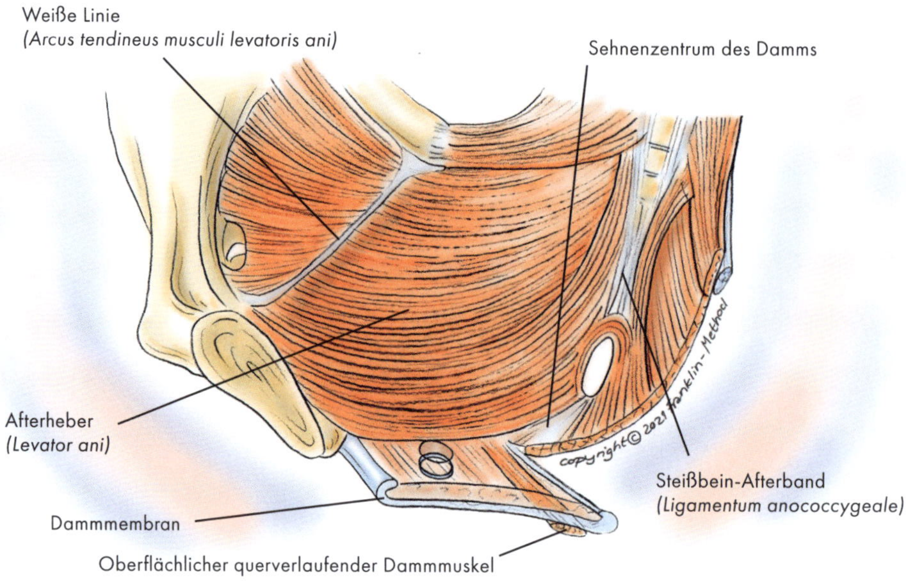

Sehnenzentrum im Beckenboden

In das Dammzentrum strahlen Muskeln von allen vier Seiten ein: von hinten der äußere Afterschließmuskel, von rechts und links der oberflächliche und tiefe querverlaufende Dammmuskel und von vorn der Schwellkörpermuskel.

Diese Stelle ist wichtig für die Geburt, denn sie bildet eine Art Umlenkrolle für den Kopf des Babys. Der möglichst zu vermeidende Dammschnitt geht durch das Dammzentrum, aber zum Glück wird der Dammschnitt heutzutage nur noch in 15 Prozent der Geburten ausgeführt, früher war dieser Schnitt ein Standard. So oder so ist das Ziel ein möglichst gutes Zusammenwachsen der Schichten ohne Narbengewebe. Hier ist Beckenbodentraining und Imagination sehr wichtig.

Vor allem die mittlere Schicht des Schwellkörpermuskels *(Bulbospongiosus)* ist mit dem Dammzentrum verbunden. Bei der Geburt darf der Kopf des Babys durch den sich mit enormer Elastizität erweiternden Schwellkörpermuskel wie ein Ball durch ein Maschennetz hindurchschlüpfen. Wer einen Rollkragenpullover zur Hand hat, kann dieses Gefühl wachrufen, indem er ihn über den Kopf stülpt und den Kragen als sich dehnenden Schwellkörpermuskel wahrnimmt – eine einfache Variante der Wiedergeburt. Der Schwellkörpermuskel ist wichtig für den Orgasmus, wobei er rhythmische Kontraktionen ausführt. Aber dieser Muskel kann auch willentlich kontrolliert werden, zur Unterstützung beim Beckenbodentraining oder besser gesagt beim Dammtraining.

Der Sitzbein-Schwellkörper-Muskel *(Ischiocavernosus)* ist etwas kleiner als der Schwellkörpermuskel und verläuft am inneren Rand des Schambeins entlang, vom Sitzbein nach vorn zur Klitoris. Der Sitzbein-Schwellkörper-Muskel ist mit dem Schwellkörper des Penis oder der Klitoris verbunden. Er ist maßgeblich für die Erektion verantwortlich, indem er den Abfluss des Blutes im darunterliegenden Schwellkörper verhindert. Der Blutdruck kann im Schwellkörper auf fast das Vierfache des normalen Blutdruckes ansteigen.

Wenn man sich die Dammmembran als Sprungtuch vorstellt, so sind die Sitzbein-Schwellkörper-Muskel die Helfer, die am Rand des Tuches dessen Spannung erzeugen. Ein kleiner Ausflug zum Sexualakt mag eine weitere Funktion des Sitzbein-Schwellkörper-Muskels erhellen: Beide sind bindegewebig mit der oberen Seite der Klitoris oder Penisbasis verbunden. So werden durch Bewegungsauslösung von den Sexualorganen die Sitzhöcker nach vorn gebracht und das Becken ideal positioniert. Der Körper denkt an alles.

Den hinteren Rand der kleinen Urogenitaldreiecke bildet der oberflächliche quere Dammmuskel *(Transversus perinei superficialis).* Dieser Muskel liegt quer vorn am After, verbindet die beiden Sitzhöcker miteinander und hilft ebenfalls beim Anspannen des »Sprungtuchs«. Er hat Verbindungen mit dem Schwellkörpermuskel und dem Dammpunkt und somit den anderen Muskeln des Beckenbodens. Seine Lage ist ideal, um die Sitzhöcker zusammenzuziehen und wieder auseinanderzudehnen. Dass die Kräftigung der Dammmuskeln eine Intensivierung des Sexualgenusses mit sich bringt, ist nicht überraschend. Weniger bewusst ist meist die Tatsache, dass diese Muskeln ein Sinnesorgan der Superlative darstellen. Wenige Bereiche sind mit Nervenendungen so reich beschenkt wie der Damm. Der Körper hat keine Mühe gescheut, diesen sensiblen Bereich derart auszustatten. Durch das bewusste Üben mit Imagination werden diese Nerven zusätzlich sensibilisiert und gekräftigt.

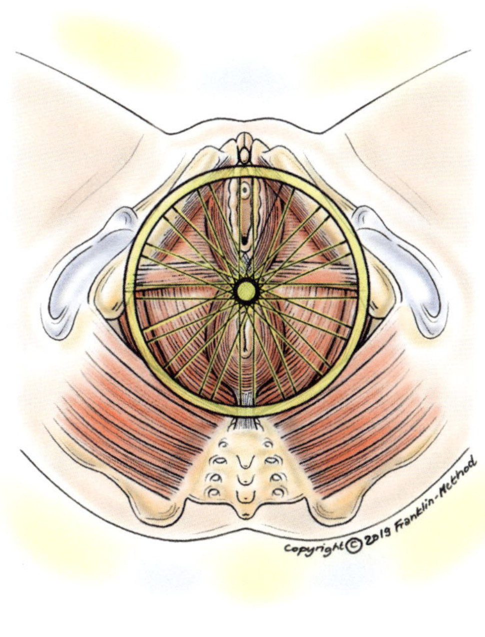

Das Sehnenzentrum als Radnabe

Das elastische Dammzentrum

1. Nehmen Sie das Dammzentrum vor dem After wahr. Stellen Sie sich vor, wie Muskeln von allen Seiten in das Dammzentrum einstrahlen.

2. Wenn Sie in die Hocke gehen, also die Beine beugen, wird das Dammzentrum von allen Seiten gedehnt, von vorn, rechts, links und hinten. Stellen Sie sich vor, dass sich das Dammzentrum elastisch ausdehnt wie ein Gummiball.

3. Wenn Sie die Beine strecken, »schnellt« das Dammzentrum wieder zurück.

4. Wiederholen Sie die Bewegung und Vorstellung viermal.

5. Am Ende der Übung stellen Sie sich vor, dass der ganze Damm von einem schwebenden, starken Dammzentrum getragen wird.

Das Steißbein fällt, das Dammzentrum steigt

1. Stellen Sie sich vor, dass sich im Dammzentrum Energie sammelt. Atmen Sie in diese Stelle hinein, die Atmung fließt von allen Seiten in das Zentrum. Der Dammpunkt wird hellwach, zunächst nur mit einem sanften Flackern, dann mit einem klaren Licht, als würde eine Lampe zuerst nur zögernd, dann aber hell leuchten.

2. Stellen Sie sich vor, dass der Dammpunkt beim Ausatmen nach oben schwebt, als könnten Sie ihn mit der Ausatmung anheben und Richtung Bauchnabel ziehen.

3. Lassen Sie gleichzeitig das Steißbein nach unten fallen. Imaginieren Sie die relative Bewegung von Dammpunkt und Steißbein: Der Dammpunkt steigt, das Steißbein sinkt, die Wirbelsäule verlängert sich.

4. Beim Einatmen lassen Sie den Dammpunkt wieder sanft nach unten sinken.

5. Eine alternative Imagination, um den Dammpunkt zu kräftigen: Stellen Sie sich vor, dass eine Kugel auf dem Dammpunkt liegt, die Sie nun mit großer Kraft nach oben stoßen. Die Vorstellung erinnert an ein Spielzeug, mit dem man Kugeln nach oben stößt.

DARSTELLUNG DER MUSKELN MITHILFE VON THERABÄNDERN

Falls es schwierig ist, die Beckenbodenmuskulatur zu visualisieren, empfehle ich eine kleine Beckenbodenparty mit Kaffee und Kuchen. Mit mindestens drei Personen und einigen drei Meter langen Franklin-Bändern sollte die Party starten. Damit kann man den Beckenboden um einiges vergrößert darstellen. Es können auch Halstücher oder längliche Badetücher zum Einsatz kommen. So lässt sich die Geometrie des Beckenbodens besser erkennen und visualisieren. Eine Person stellt dabei das Steißbein dar. Ihr gegenüber spielen eine oder zwei Personen die Rolle der Schambeine. Seitlich positionieren sich zwei weitere Gäste, sie sind die Darsteller der Sitzbeine. So ergibt sich das Knochengrundgerüst, an dem die Muskeln befestigt werden können. Vom Steißbein ziehen zwei bis drei Bänder fächerförmig nach vorn, zwischen den Sitzhöckern und den Schambeinen wird das Urogenitaldreieck bildlich dargestellt.

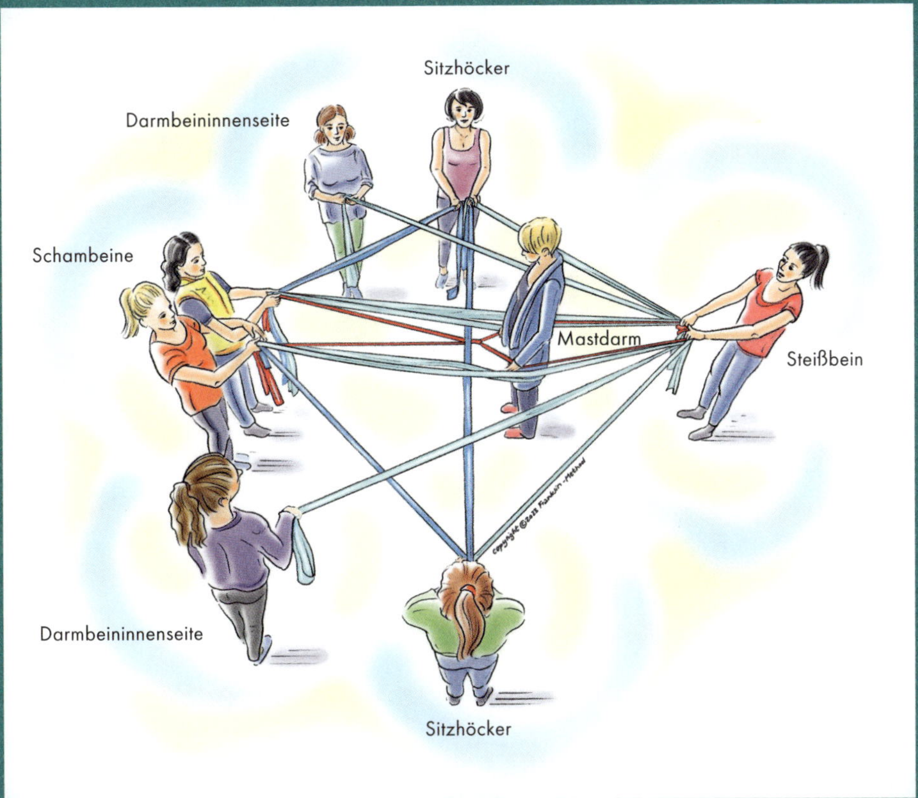

Mit Franklin-Bändern den Beckenboden darstellen

4

BAUCHMUSKELN, ATMUNG UND DER BECKENBODEN

Bauch- und Beckenbodenmuskeln sind enge Verwandte. Die geraden Bauchmuskeln *(Rectus abdominis)* sind die Fortsetzung einer Muskel-Faszien-Kette, die am Steißbein beginnt und sich bis zum Kiefer fortsetzt. Durch diese Kette besteht eine Verbindung zwischen Beckenboden und Kiefer, sodass Spannungen im Beckenboden zum Kiefer und zurück telefoniert werden können. Diese Kette nennt sich nach dem geraden Bauchmuskel die Rektusserie. Ursprünglich war sie (beim Urfisch) ein einziger zusammenhängender Muskel. Beim Menschen ist er durch verschiedene Knochenbrücken unterteilt worden.

DIE REKTUSSERIE

Die Rektusserie beginnt mit dem Schambein-Steißbein-Muskel *(Pubococcygeus)*. Vom Schambein führt sie nach oben als gerader Bauchmuskel zum Brustbein. Weiter geht's vom Brustbein zum Zungenbeinmuskel *(Sternohyoideus)* und von dort zur Unterseite des Kiefermuskels *(Geniohyoideus)*. Alle diese Muskeln sind paarig angelegt. Verkürzt sich die Muskelkomponente dieser Muskelkette, beugt sich die ganze Wirbelsäule und Kopf und Steißbein bewegen sich nach vorn. Die Rektusserie ist Gegenspieler der Rückenstreckmuskeln.

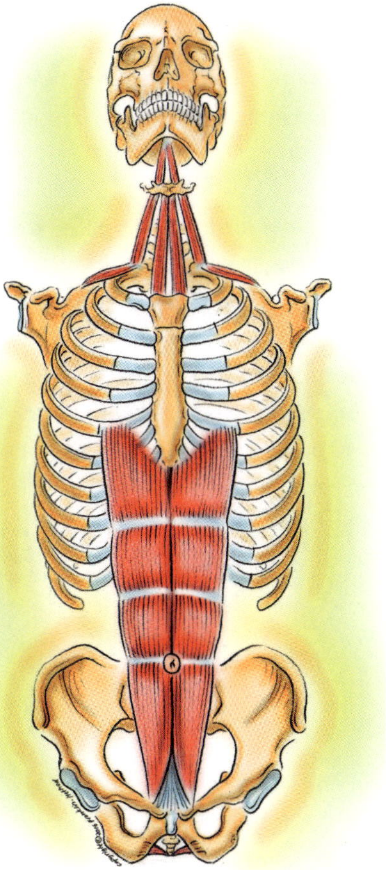

Die Rektusserie

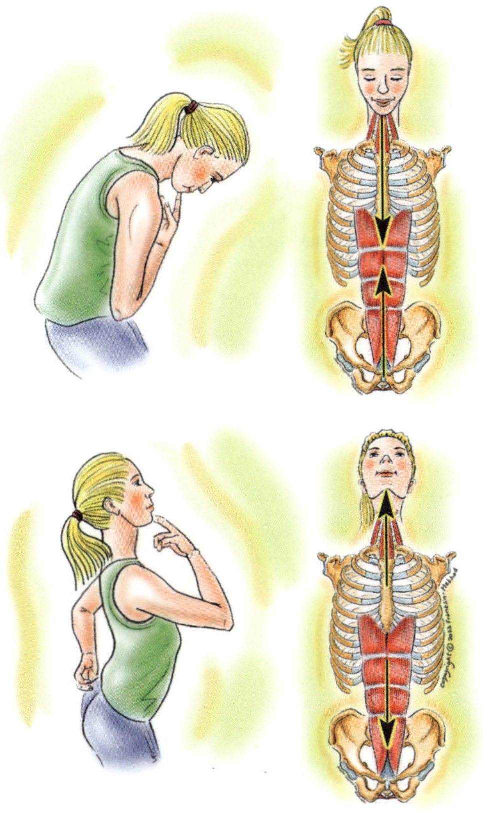

Die Rektusserie verkörpern

Vom Beckenboden zum Kiefer

1. Spannen Sie den geraden Bauchmuskel an und stellen Sie fest, dass dadurch das Steißbein nach vorn gezogen wird. Durch das Anspannen des Beckenbodens werden auch die geraden Bauchmuskeln angespannt. Dies ist nach den vorausgehenden Informationen nicht verwunderlich.

2. Berühren Sie die einzelnen Abschnitte der Rektusserie: zuerst Steißbein und Schambeinfuge im Beckenboden, dann Schambeinfuge und Brustbein. Der zweite Teil der Strecke ist der Bauchmuskel und vom Brustbein zum Zungenbein, der dritte Teil die Halsbeugemuskulatur. Das Zungenbein befindet sich oben am Kehlkopf und ist nur durch einen dünnen Spalt davon getrennt. Es ist der einzige frei schwebende Knochen im Körper ohne eine Verbindung zu einem anderen Knochen. Berühren Sie das Zungenbein sanft am Winkel zwischen Hals und Unterkiefer.

3. Berühren Sie das Zungenbein und gleichzeitig die Unterseite der Kieferspitze, die vierte und letzte Strecke. Dieser Teil kann die Zunge und den Kiefer bewegen und hilft beim Schlucken.

4. Wenn Sie den Kiefer nach unten in Richtung Steißbein bewegen und das Steißbein nach oben Richtung Kiefer, verkürzen Sie die ganze Rektusserie und die Wirbelsäule beugt sich. Bewegen Sie den Kiefer nach oben und das Steißbein nach hinten, so verlängert sich die Rektusserie, der Rücken wird gestreckt. Nehmen Sie diese Serie als einen einzigen Muskel wahr, wird Ihnen dies helfen, den Beckenboden mit der Gesamtkörperbewegung zu koordinieren.

Kiefer und Steißbein bewegen

1. Die Bewegungen des Kiefers sind über die erwähnten Muskelzüge, aber auch Gelenksketten mit dem Steißbein gekoppelt. Kiefer und Steiß bewegen sich jeweils in derselben Raumrichtung. Schieben Sie den Kiefer nach vorn. Das Steißbein bewegt sich dadurch auch nach vorn, das Becken neigt sich sanft zurück.

2. Schieben Sie den Kiefer zurück, ziehen Sie ihn also ein. So bewegt sich das Steißbein nach hinten, das Becken führt eine sanfte Rückneigung aus.

3. Bewegen Sie den Kiefer nach rechts. Dadurch tendiert das Steißbein ebenfalls nach rechts. Bewegen Sie den Kiefer nach links. So gibt es eine Linkstendenz des Kiefers.

So beeinflussen die Kiefer- und Steißbein-Stellung die Ausrichtung des Beckens und somit der Wirbelsäule.

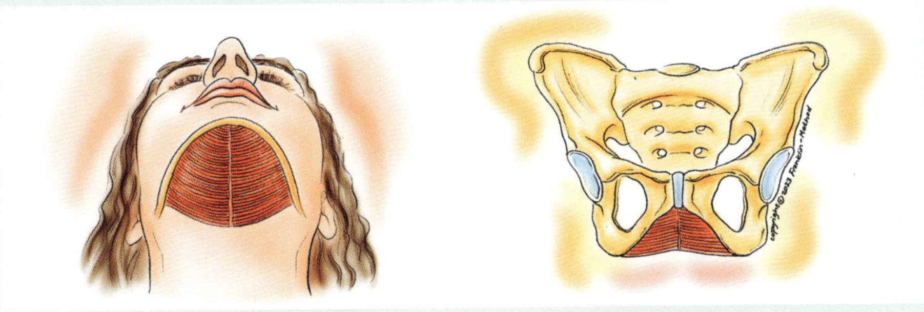

Kieferboden und Beckenboden

DER MUSKELBEHÄLTER

Weitere drei Muskeln, die nicht direkt am Beckenboden beteiligt sind, haben eine große Bedeutung für dessen Funktion: das Zwerchfell und die Bauchmuskeln. Diese Muskeln bilden zusammen mit dem Beckenboden einen großen Behälter. Die Zusammenarbeit der Muskeln, die diesen Behälter ausmachen, ist wichtig für die Kontinenz, die Atmung und für das Wohlergehen des Rückens. Das Dach des Behälters bildet das Zwerchfell, die Vorderseiten und zum Teil Rückwände (mit der Wirbelsäule) bilden die Bauchmuskeln. Nach unten ist der Behälter durch das Becken und die Beckenbodenmuskulatur abgeschlossen.

Diese Muskeln haben drei Funktionen, die man nicht trennen kann und die beim Bewegen andauernd stattfinden: Atmung, Bewegung und Stabilisierung des Rückens und des Beckens.

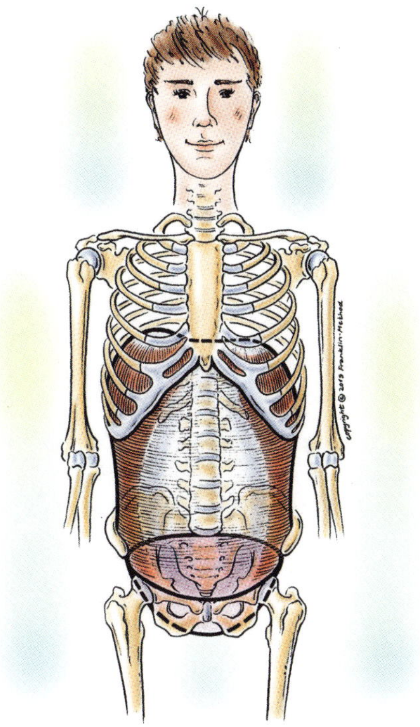

Querer Bauchmuskel, Zwerchfell und Beckenboden

ZEITREISE ZWERCHFELL

Das Zwerchfell ist unser wichtigster (Ein-)Atemmuskel; die Bauchmuskeln sind die stärksten Ausatmungsmuskeln. Um den Zusammenhang zwischen Beckenboden, Zwerchfell und Bauchmuskeln zu verstehen, machen wir eine Zeitreise.

Als die Tiere vor Millionen von Jahren aus dem Wasser stiegen, standen sie vor zwei gewichtigen Problemen: Wie bringt man den Sauerstoff aus der Luft in den eigenen Körper? Und wie bewegt man sich trotz Schwerkraft, die im Gegensatz zum Schwebezustand im Wasser den Körper kräftig nach unten zog, schnell genug, um nicht gefressen zu werden? Kiemen waren nicht die Lösung, denn um Luft anstatt Wasser mit genug Druck durch die Kiemen zu stoßen, wäre eine konstante Renngeschwindigkeit von 180 Stundenkilometern nötig. Das wäre zu viel Stress, gelinde gesagt, und würde die Nahrungsaufnahme und das Sexualverhalten verunmöglichen.

Reptilien hatten eine erste Lösung für diese Probleme gefunden, die Säugetiere haben sich später noch etwas Fortschrittlicheres einfallen lassen. Anstatt durch äußere Bewegung die Luft in die Kiemen zu stoßen, wurde die Lunge erfunden, die innerhalb des Körpers liegt. Zunächst wurden die Rippen beweglich gemacht. Durch das Ausweiten der Rippen wurde die Lunge gedehnt, es entstand ein Vakuum (Sog) in den Lungen und so strömte die Luft hinein. Das Prinzip der negativen Luftdruckatmung war erfunden.

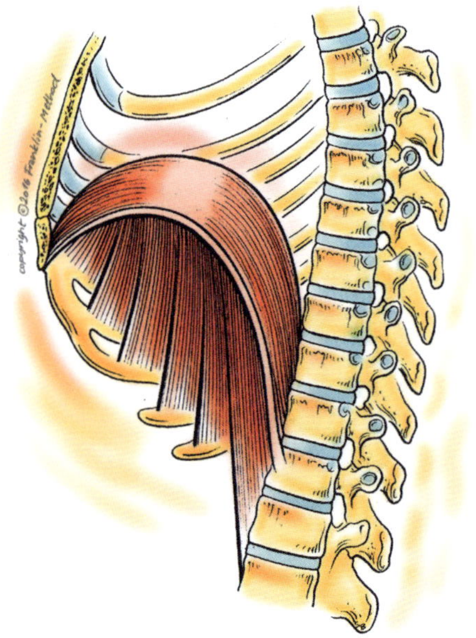

Das Zwerchfell

Wenn man den Körperbau und die Bewegung eines Fisches oder eines Reptils mit dem eines klassischen Säugers vergleicht, so fällt Folgendes auf: Die Rippen beim Reptil gehen weiter nach unten zum Becken, beim Säuger enden sie etwa in der Mitte des Rückens und die Lendenwirbelsäule hat gar keine Rippen. Diese Tatsache macht die Wirbelsäule der Säuger beweglicher, vor allem, wenn es um Beugung und Streckung der Wirbelsäule geht. Die Fortbewegung der Reptilien ist ein seitliches Schlängeln der Wirbelsäule. Die Beine und Arme des Reptils ragen seitlich aus dem Körper heraus und bei vielen Reptilien schleift deshalb der Bauch auf dem Boden entlang, ein ziemlicher Kräfteverlust.

Der Säuger hat dank der größeren Beweglichkeit des Schultergürtels und der Wirbelsäule die Möglichkeit, die Beine senkrecht unter sich zu stellen (wie Hund und Katze) und seine Schrittlänge beim Springen durch das Strecken der Wirbelsäule stark zu vergrößern. So erreicht ein Gepard eine Spitzengeschwindigkeit von 120 Stundenkilometern. Die Reptilienatmung würde nicht genügen, um als Gepard oder Antilope mit hoher Geschwindigkeit zu springen, es würde sprichwörtlich die Luft ausgehen. Die Schaltstelle zwischen den Muskeln der Vorder- und Hinterbeine liegt etwa beim zwölften Brustwirbel. Dort endet der Brustkorb und von hier an bis zum Becken kann der Gepard seine Wirbelsäule weit mehr als ein Reptil strecken, um seinen Schritt zu verlängern.

Beim Reptil erzeugt das Ausweiten der Rippen beim Einatmen zwar eine Sogwirkung zum Brustraum hin, der Luft in die Lungen strömen lässt. Leider zieht dieser Sog die Bauchorgane ebenfalls in den sich weitenden Brustkorb hinauf, sodass für die einströmende Luft weniger Platz vorhanden ist. Eine sehnige Platte verhinderte dies zum Teil, ein richtiger Fortschritt aber war erst die Erfindung eines aktiven Zwerchfells beim Säuger, das die Organe beim Einatmen aktiv nach unten wegschiebt. Diese Lösung wurde erst durch ein weiteres Wegbleiben der Rippen im unteren Körperbereich möglich, denn sonst wäre kein Platz für die vom Zwerchfell nach unten abgedrängten Organe. Die Bauchmuskeln dienen als elastische Ersatzrippen, als bewegliche Hängematte für die Organe, die beim Ausatmen ebenfalls helfen, die Organe wieder nach oben zu drücken. Beim Einatmen werden die Organe nicht nur in die Bauchmuskelhängematte hineinbewegt, sondern auch ein wenig in den Beckenboden, der sich anpassend ausweitet. Bauchmuskeln und Beckenboden arbeiten zusammen, um die Aktivität des Zwerchfells auszugleichen. So kann man sagen, dass nicht nur die Bauchmuskeln, sondern auch der Beckenboden in beschränktem Maß ein Ausatmungsmuskel ist.

Dieses System funktioniert so gut, dass es dem Säugetier geholfen hat, eine vorrangige Stellung auf der Erde zu ergattern (natürlich wäre alles Leben auf der Erde ohne die Aktivität der Insekten in kurzer Zeit verschwunden, aber das ist eine andere Geschichte). In der Zwischenzeit kann ein Säugetier sogar mit minimaler Brustkorbbewegung mit dem Zwerchfell atmen.

MYTHOS BAUCH EINZIEHEN

Beckenboden, Bauch- und Zwerchfellmuskeln sind sogenannte Gegenspieler. Das heißt, dass sich eine Muskelgruppe verlängert, während sich die andere verkürzt. Werden Beckenboden und Bauch angespannt, so ist auch das Zwerchfell blockiert und umgekehrt. Übungen, die mit starkem Anspannen der Beckenbodenmuskeln einhergehen, fördern so ein zu verspanntes Atemverhalten. Wer mit zu viel Atemspannung trainiert, belastet den Beckenboden.

Ziehen Sie beim Training den Bauch ein, belasten Sie den Beckenboden bei jeder Übung in unnötiger Weise. Die Behauptung, dass Baucheinziehen vor dem Üben notwendig sei, um die Wirbelsäule zu stabilisieren, ist wissenschaftlich nicht fundiert. Da müsste man beim Joggen erst recht den Bauch einziehen, weil dies mehr Wirbelsäulenstabilität voraussetzt als die meisten Fitnessübungen. Das macht aber kaum jemand, weil man dann nicht wirklich joggen kann.

Sind die Bauchmuskeln an der Stabilisierung beteiligt? Ganz sicher, aber die Atmung und der Beckenboden müssen dabei harmonisch weiterarbeiten können.

Die Schaukelbewegung der Organe zwischen Zwerchfell und Beckenboden beziehungsweise Bauch ist zudem ein die Durchblutung förderndes und kräftigendes Training der Organe. Sind die Organe gut durchblutet und in einer ausgeglichenen Spannung, wird der Beckenboden entlastet. Träge, durch übertriebenes Bauch- und Beckenbodenanspannen zur Inaktivität gezwungene Organe lasten schlaff und schwer auf dem Beckenboden. Undurchdachtes Anspannen von Bauch und Beckenboden sind ungünstig. Das hat folgende Gründe:

- Der Druck auf Gebärmutter, Blase und Mastdarm wird erhöht, die Bänder und Muskeln des Beckenbodens werden überdehnt.
- Die Bauchmuskeln können weniger gut Stöße dämpfen, was die Wirbelsäule in Mitleidenschaft zieht.
- Die Atemkapazität wird reduziert, oft bis zu 30 Prozent.
- Die schlechtere Durchblutung und der Bewegungsmangel erzeugen eine Senkung der Organspannung, die die Belastung des Beckenbodens erhöht.
- Das Blockieren der Atmung erhöht den Stresspegel, was sich wiederum negativ auf die Kontinenz auswirkt. Stress senkt über die Aktivität des vegetativen Nervensystems die Spannung der Organmuskulatur. Dies ist einer der Gründe, wieso Menschen trotz viel Bauchmuskeltraining oftmals ein »Bäuchlein« haben.
- Die Wirbelsäulen- und Hüftbeweglichkeit wird verschlechtert. Dadurch wird die Bewegung des Beckenbodens eingeschränkt, dessen Muskeln und Bindegewebe an Elastizität verlieren und weniger tragfähig werden.

Atmung in Bauch und Beckenboden

1. Üben Sie im Stehen oder Sitzen. Stellen Sie sich das Zwerchfell und den Beckenboden vor. Beim Einatmen bewegen sich das Zwerchfell und der Beckenboden nach unten. Beim Ausatmen wieder nach oben. Stellen Sie sich eine Minute lang vor, wie sich das Zwerchfell und der Beckenboden spiegeln: Beide bewegen sich beim Einatmen nach unten und beim Ausatmen nach oben. Visualisieren Sie die Beckenbodenmuskeln zwischen Steiß- und Schambein und den geraden Bauchmuskel zwischen Schambein und Brustbein. Spüren Sie, wie sich beim Einatmen beide Muskeln dehnen und auseinandergleiten.

2. Beim Ausatmen ziehen sich Bauch- und Beckenbodenmuskulatur zusammen, die Filamente gleiten ineinander. Verlängern Sie die Ausatmung langsam auf SSSSS. Dabei imaginieren Sie die gemütliche Aufwärtsbewegung des Beckenbodens.

3. Gehen Sie im Raum umher und üben Sie das SSSSS beim Ausatmen. Stellen Sie sich dabei vor, wie der Beckenboden nach oben geht.

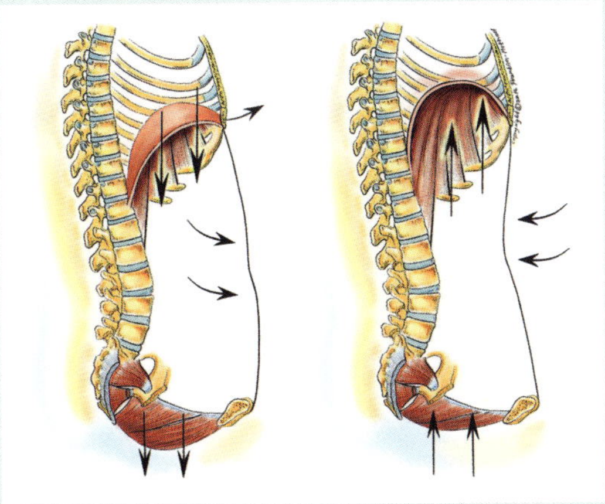

Einatmung (links): Zwerchfell und Beckenboden gehen nach unten; Ausatmung (rechts): Beckenboden und Zwerchfell gehen nach oben.

In den Beckenboden atmen

1. Legen Sie sich auf den Rücken. Stellen Sie sich vor, wie sich der Rücken ausbreitet. Beginnen Sie, Ihre Atmung zu beobachten, und atmen Sie in den hinteren Beckenbodenbereich um das Steißbein.

2. Atmen Sie in den vorderen Beckenbodenbereich um das Schambein.

3. Atmen Sie in den Beckenbodenbereich um den rechten Sitzhöcker.

4. Atmen Sie in den Beckenbodenbereich um den linken Sitzhöcker.

5. Nehmen Sie wahr, wie alle vier Eckpunkte des Beckenbodens beim Einatmen auseinanderweichen. Nehmen Sie wahr, wie alle vier Eckpunkte des Beckenbodens beim Ausatmen wieder zusammenkommen.

6. Visualisieren Sie, wie sich das Zwerchfell beim Einatmen nach unten bewegt und beim Ausatmen wieder nach oben kommt. Der Beckenboden bewegt sich beim Einatmen ebenfalls nach unten. Beim Ausatmen steigen das Zwerchfell und der Beckenboden nach oben. Verwechseln Sie das räumliche Zusammenspiel nicht mit dem muskulären Gegenspiel: Stellen Sie sich vor, dass das Ausatmen ein Verlängern der Zwerchfellmuskeln, aber ein Verkürzen der Beckenbodenmuskulatur darstellt.

7. Nehmen Sie wahr, dass das Einatmen ein Verlängern der Beckenbodenmuskeln und ein Verkürzen der Zwerchfellmuskeln ist. Nehmen Sie wahr, dass das Ausatmen ein Verkürzen der Beckenbodenmuskeln und ein Verlängern der Zwerchfellmuskeln ist.

8. Bleiben Sie beliebige Atemzüge lang beim Gegenspiel von Zwerchfell und Beckenboden, bis Sie klar wahrnehmen können, wie die Atmung die Organe zwischen Beckenboden und Zwerchfell hin- und herbewegt.

9. Stehen Sie langsam auf und versuchen Sie das dynamische Spiel zwischen Zwerchfell und Beckenboden in verschiedenen Positionen und Bewegungen wahrzunehmen.

STIMMÜBUNGEN FÜR DEN BECKENBODEN

Wie jeder Sänger weiß, hängt der Beckenboden mit der Stimmproduktion eng zusammen. Die Elastizität des Beckenbodens beeinflusst die Stimmbänder und umgekehrt. Die folgende Übung nutzt dieses Zwiegespräch, um den Beckenboden elastisch und kräftig zu machen. Natürlich werden die Stimme und alle Gewebe des Körpers ebenfalls davon profitieren. Mit der Stimme Töne zu machen ist eine wunderbare Selbsttherapie. Die resultierende Schwingung in den Geweben sorgt für eine gewisse körperlich-energetische Entschlackung, weckt auf und verbessert die Körperspannung und -haltung. Die Drüsen des Körpers sprechen ausgezeichnet auf den Klang der singenden Stimme an und das Chi wird sanft in Fluss gebracht.

Töne bringen den Beckenboden zum Schwingen

1. Visualisieren Sie den Beckenboden, während Sie eine SSSSS-Atmung ausführen. Dabei wird Luft zwischen der Zunge und dem Gaumen hindurchgeschleust. Dies sollte möglichst locker stattfinden. Atmen Sie auf SSSSS aus und stellen Sie sich vor, wie die Muskeln zwischen den Sitzhöckern ineinandergleiten. Anstatt durch die Ausatmung ein In-sich-Fallen im Gewebe zu erzeugen, denken Sie an eine Ausdehnung.

2. Nun atmen Sie aus, indem Sie ein leises AAAAA sprechen. Stellen Sie sich vor, dass dabei der Beckenboden in Schwingung gerät. Versuchen Sie es auch mit IIIII oder EEEEE, bis Sie den Ton gefunden haben, der Sie spüren lässt, dass der Beckenboden mitschwingt.

3. Atmen Sie einige Male ohne Ton und wiederholen Sie dann Ihre Vorstellung mit begleitender SSSSS-Atmung.

Den Kieferboden einbeziehen

1. Sie haben erfahren, dass die Muskulatur und die Faszien des Beckenbodens Verbindungen bis zum Kopf haben. Stellen Sie nun den Beckenboden dem Zwerchfell gegenüber. Über dem Boden schwebt ein »Dach«, das sich bei jeder Atmung bewegt. Im Mund finden Sie die Miniversion dieser Situation. Der Boden ist hier die Mundbodenmuskulatur und das Dach oder die Kuppel der Gaumen. Visualisieren Sie diese beiden Paare gleichzeitig: Beckenboden und Zwerchfell, Mundboden und Gaumen.

2. Sprechen Sie ein OOOOO und stellen Sie sich vor, wie dies dabei hilft, die zwei Böden und zwei Kuppeln in Schwingung zu bringen.

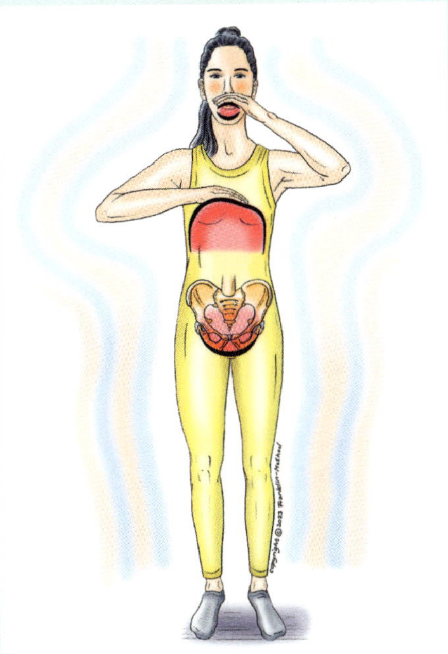

Beckenboden, Zwerchfell, Mundboden und Gaumen

3. Üben Sie, bis Sie das Gefühl haben, dass es Ihnen gelungen ist, etwas Schwingung in die Paare zu bringen. Strengen Sie sich dabei aber nicht zu sehr an. Wenn Sie das Gefühl haben, dass es von selbst passiert, sind Sie am Ziel.

BECKENBODEN UND STIMMBÄNDER

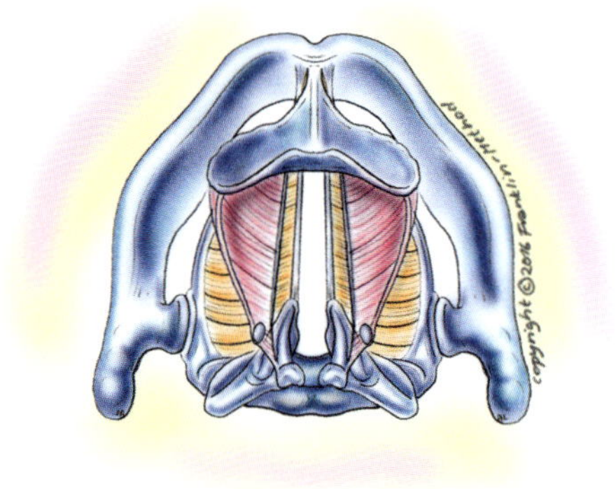

Die Stimmbänder

Die Stimmbänder verlaufen im Kehlkopf vom Schildknorpel zu den Stellknörpelchen von vorn nach hinten. Wenn Sie den Kehlkopf berühren, sind wir ganz nahe an der Ansatzstelle der Stimmbänder. Vergleichen Sie nun diese beiden muskulären Stränge mit dem Schambein-Steißbein-Muskel *(Pubococcygeus)* des Beckenbodens. Auch dieser verläuft von vorn nach hinten, man könnte fast sagen, er ist eine größere Version der Stimmbänder.

Den Beckenboden mit der Stimme aktivieren

1. Sprechen Sie ein AAAAA und stellen Sie sich vor, wie der Schambein-Steißbein-Muskel und die Stimmbänder in Schwingung geraten.

2. Sagen Sie auch EEEEE, IIIII, UUUUU und OOOOO und stellen Sie fest, welcher Ton den Beckenboden in Ihrer Vorstellung am meisten aktiviert.

3. Sie können auch ein MMMMM summen. Es kann sein, dass allein die Vorstellung, einen MMMM-Ton zu machen, den Beckenboden aktiviert. So können Sie jederzeit etwas Spannung in den Beckenboden bringen, beim Einkaufen, Spazieren oder bei einer langen Bahnfahrt.

Das Beckenboden-U und -O

1. Die Beckenbodenmuskulatur bildet einen Trichter, den wir mit einem U vergleichen können. Sprechen Sie laut UUUUU und visualisieren Sie dabei dieses Beckenboden-U. Imaginieren Sie, dass sich das Beckenboden-U in ein tragendes Stimmfangnetz für die Beckenorgane verwandelt.

2. Sprechen Sie laut ein OOOOO. Dabei weitet sich das O aus, bis es Ihren ganzen Oberkörper umfasst, vom Beckenboden bis zum Schädeldach. Es ist so, als wären Sie in diesem umfassenden O eingehüllt.

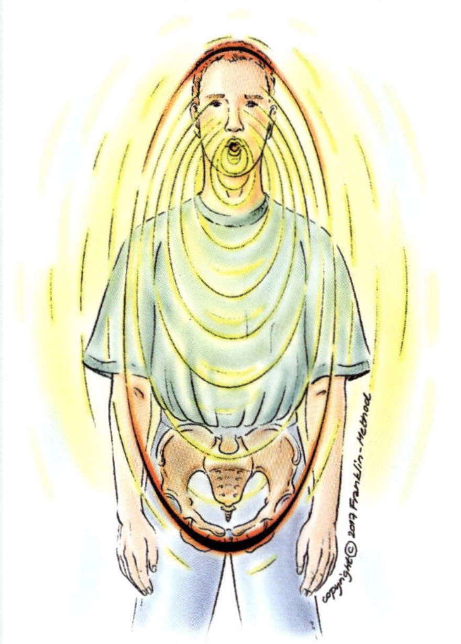

Das O, das den Körper umfasst

DER QUERE BAUCHMUSKEL

Die Bauchmuskeln sind in punkto Atmung Gegenspieler des Beckenbodens. Der unterste Anteil des queren Bauchmuskels *(Transversus abdominis)* und der unterste Anteil des inneren schrägen Bauchmuskels *(Obliquus internus abdominis)* sind Gegenspieler des Beckenbodens, wenn es um die Bewegung der Beckenknochen geht. Diese Bauchmuskeln setzen vorn und oben am Beckenkamm an (*Crista iliaca*, vorderer oberer Darmbeinstachel) und ziehen diesen nach innen.

Wenn die Sitzhöcker bei Beckenbodenübungen auseinanderweichen, nähern sich die beiden Beckenkämme einander an *(inflare)*. Wenn sich die Sitzhöcker einander annähern, so entfernen sich die Beckenkämme voneinander *(outflare)*. Dies bedeutet, dass der quere Bauchmuskel und der innere schräge Bauchmuskel Gegenspieler sind.

Gegenspielende Muskeln hängen voneinander ab und sollten gleich stark sein. Dies ist wie beim Tennis: Wenn ein schwacher Partner die Bälle immer ins Netz schießt, kann der andere seine Fertigkeiten nicht verbessern. Gegenspielende Muskeln arbeiten als ein Paar, das immer gegenteiliger Meinung ist, aber nie aufhört, im Dialog zu stehen – eine bewundernswerte Ausdauerleistung also. Noch ein Grund, um die Bauchmuskeln und den Beckenboden nicht mit Pauschalanspannung, sondern mit differenziertem Verständnis zu kräftigen. Atmung, Bewegung und Stabilisierung des Beckens und Beckenbodens laufen parallel ab, ohne sich gegenseitig zu stören.

Den queren Bauchmuskel und den Beckenboden wahrnehmen

1. Stellen Sie sich mit leicht gebeugten Hüften und Knien hin. Neigen Sie das Becken etwas nach vorn, machen Sie ein leichtes Hohlkreuz und spüren Sie, wie die Sitzhöcker dabei auseinanderweichen. Versuchen Sie, wahrzunehmen, wie sich das andere Ende des Hüftbeins, an dem die Sitzhöcker sitzen, in die Gegenrichtung bewegt: Der linke und rechte Beckenkamm nähern sich einander an.

2. Neigen Sie das Becken etwas zurück, gelangen Sie in eine Rundkreuzposition und spüren Sie, wie die Sitzhöcker zusammenkommen. Versuchen Sie, wahrzunehmen, wie der vordere Beckenkamm auseinanderweicht.

3. Wiederholen Sie diese Bewegungen. Beim Vorneigen des Beckens stellen Sie sich vor, wie sich der quere Bauchmuskel verkürzt, die Filamente gleiten ineinander. Beim Zurückneigen stellen Sie sich vor, wie sich der quere Bauchmuskel verlängert, die Filamente auseinandergleiten.

4. Wiederholen Sie die Bewegung und die Vorstellung dreimal. Wenn Sie weiterhin voller Tatendrang sind, wiederholen Sie die Übung gleich noch einmal.

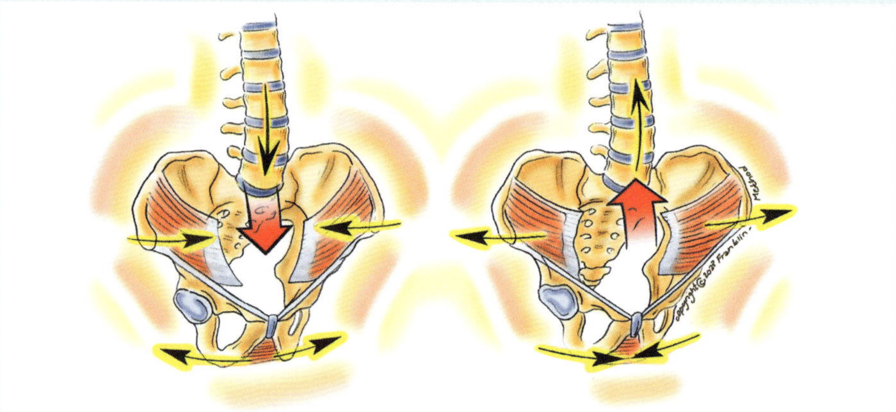

Der quere Bauchmuskel (Transversus abdominis) *und der Beckenboden als Gegenspieler*

5

DIE STOCKWERKE DES KÖRPERS ERFAHREN

Eine Organsäule mit beträchtlichem Gewicht ruht auf dem Beckenboden. Der Beckenboden muss Druckveränderungen, die durch Verdauung, Bewegung, Atmen, Husten, Schwangerschaft und das Tragen von Lasten auftreten, kompensieren. Dies kann nur durch eine dynamische Struktur gelöst werden, die im Gesamtaufbau des Körpers verankert ist.

DIE ETAGEN OBER- UND UNTERHALB DES BECKENBODENS

Der Beckenboden selbst hat viele Stockwerke mit verschiedenen Aufgaben. Es gibt jedoch weitere, höher liegende Etagen, die den Beckenboden beeinflussen: Der Boden des Bauchfells *(Peritoneum)* liegt bei Männern auf Blase und Darm, bei Frauen auch auf der Gebärmutter. Der nächste Boden ist vielschichtig und beinhaltet das Dach des Bauchfells, das Zwerchfell und den Boden des Herzens und der Lungen. Oberhalb der Lungen befindet sich ein relativ runder Boden, die erste Rippe. Die Stimmbänder bilden einen weiteren kleinen Boden. Der Mundboden und der Gaumen sind weitere Böden. Eine bindegewebige Fläche *(Tentorium)*, auf der das Gehirn *(Cerebrum)* ruht, und ganz zuoberst das Schädeldach sind weitere Böden. Aber auch unterhalb des Beckenbodens gibt es Stockwerke: die relativ horizontale Oberfläche des Schienbeins im Knie und das Fußgewölbe, welches als starkes Fundament dient. Jedes Gewölbe im Körper ist funktionell mit den anderen verwandt. Ich habe als Beispiele für die Verwandtschaft zwischen den Böden im Folgenden den Fuß und die erste Rippe ausgewählt.

FUSS UND BECKENBODEN

Der Fuß besitzt Längs-, Diagonal- und ein Quergewölbe. Diese Gewölbe werden durch Bänder und Muskeln elastisch in ihrer Lage stabilisiert. Bei jeder Fußbelastung werden diese Gewölbe durch das Gewicht des Körpers etwas gedehnt und abgeflacht, um bei der Entlastung des Fußes wieder in ihre ursprüngliche Lage zurückzufedern. Wenn die Muskeln und Bänder des Fußes durch Fehlbelastung oder mangelndes Training erschlaffen, sinken die Fußgewölbe ab und es entstehen Senk- oder Plattfüße. Dies wirkt sich auch auf den Beckenboden aus. Die Stellung und Spannung des Beckenbodens verändert sich, seine Beweglichkeit wird eingeschränkt.

Fuß und Beckenboden im Gehen

1. Spannen Sie die Füße etwas an, indem Sie zum Beispiel die Zehen einziehen und das Fußgewölbe anheben. Sogleich spüren Sie eine Wirkung im Beckenboden: Dieser spannt sich ebenfalls an.

2. Versuchen Sie folgendes Experiment: Ziehen Sie die Zehen ein und heben Sie das Fußgewölbe an, ohne den Beckenboden ebenfalls anzuspannen. Sie spüren, dass dies nicht so einfach ist, der Beckenboden möchte mitziehen.

3. Beim Gehen können Sie nun feststellen, wie diese Muskeln und das ganze Fußgewölbe abwechselnd gedehnt werden und sich wieder elastisch zusammenziehen. Achten Sie gleichzeitig auf den Beckenboden, so spüren Sie, dass die Beckenbodenhälfte auf der Auftrittseite und das Fußgewölbe zur gleichen Zeit eine Dehnung erfahren. Diese Dehnung ist kein Loslassen, sondern ein aktives kräftiges Abfedern. Durch die Konzentration auf das Dehnen und Zusammenziehen des Fußgewölbes können Sie die Spannkraft der Füße und des Beckenbodens im Gehen erhöhen.

4. Nehmen Sie beim nächsten Spaziergang den Zusammenhang zwischen Fuß und Beckenboden wahr. Wählen Sie eine einfache Strecke und gehen Sie relativ langsam.

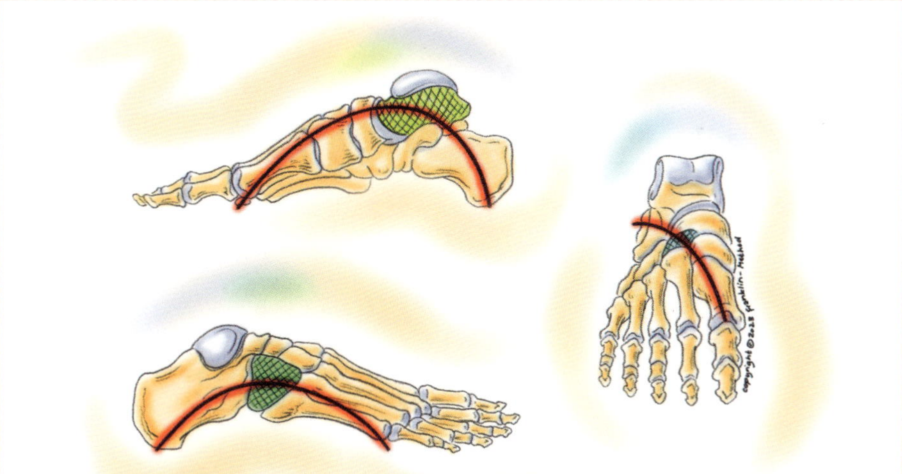

Die Fußgewölbe

Auf Bällen stehen mit Partner

1. Auf Bällen zu stehen ist eine Top-Übung, um sowohl Fußgewölbe als auch Beckenboden zu kräftigen. Verwenden Sie hierzu die FM-Originalbälle in Grün mit kleinen Noppen. Üben Sie am besten mit einer Partnerin oder einem Partner. Halten Sie sich gegenseitig fest, während Sie auf den Bällen stehen. Allein das weckt schon die Muskeln des Beckenbodens auf.

2. Wenn Sie sich sicherer fühlen, führen Sie mit den Beinen kleine Wippbewegungen aus.

3. Bleiben Sie anfänglich nur eine halbe Minute, später eine Minute auf den Bällen stehen.

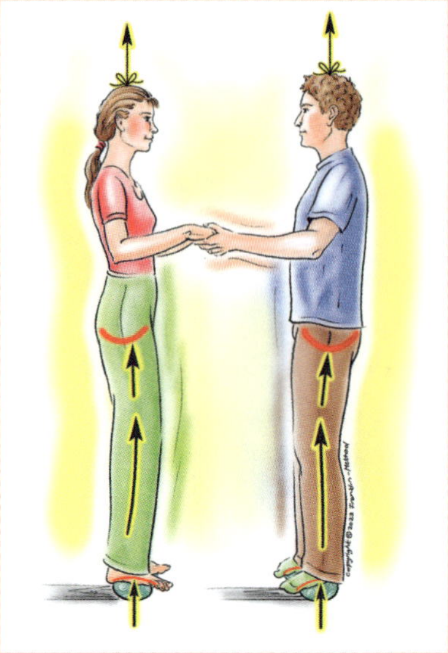

Stehen auf Bällen mit einem Partner

Auf Bällen stehen mit Ball zwischen den Knien

1. Wenn Sie gelernt haben, mit der Hilfe eines Partners auf Bällen zu stehen, können Sie dies nun auch allein tun, sich aber bei Bedarf an einer Tür festhalten.

2. Klemmen Sie einen Ball zwischen die Knie, so wird der Beckenboden noch mehr aktiviert. Versuchen Sie dies eine halbe Minute lang zu halten.

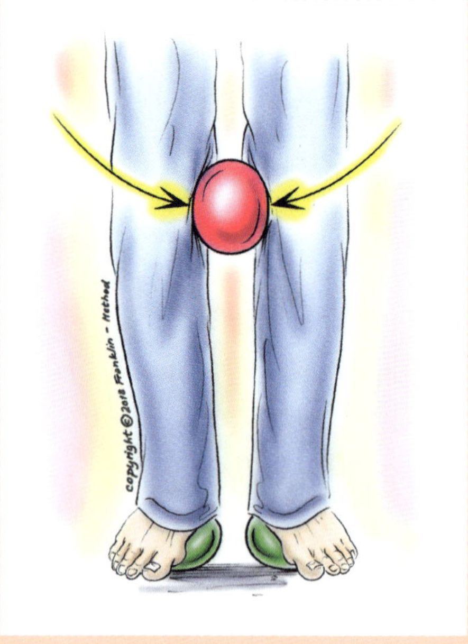

Beckenbodenaktivierung durch Ball zwischen den Knien

DAS DACH DES BRUSTKORBS

Die erste Rippe und die dazwischen aufgespannten Bindegewebe bilden das Dach des Brustkorbs. Leider wird die Bedeutung dieses Dachs für den Beckenboden zu wenig erkannt, ja, man ist sich gar nicht bewusst, dass es diesen Gegenpol zum Beckenboden überhaupt gibt. Bei Inkontinenz sollte man aber unbedingt auf die Ausrichtung der ersten Rippe achten, denn ein Absinken der obersten Rippe bedeutet einen erhöhten Druck im Beckenboden.

Ein Vergleich mag helfen, die Situation zu verstehen: Jede Dose hat einen oberen und unteren Deckel, also ein Dach und einen Boden. Der Inhalt der meisten Lebensmitteldosen, zum Beispiel für Tomatensoße oder Bohnen, ist inkompressibel, kann also nicht zusammengedrückt werden. Sogar beim Schreiben kann ich ein Lachen nicht unterdrücken, wenn ich an den Vergleich denke, aber die Organe verhalten sich ähnlich wie Tomatensoße, sie lassen sich kaum zusammendrücken, weil sie vor allem aus Wasser bestehen. Wenn man nun den Druck auf den Deckel der Dose erhöht, wird der Druck auf den Boden höher: Hat man einmal eine Delle im Deckel erzeugt, ist der Druck innerhalb der Büchse permanent vergrößert. Ebenso verhält es sich bei einer schlechten Haltung des Oberkörpers: Ist die erste Rippe abgesunken, erhöht sich der Druck auf den Beckenboden, vor allem beim Einatmen, wenn die Lungen gedehnt werden – man hustet und schon wird die kritische Grenze überschritten.

Bei Inkontinenz sollte man also nicht nur den Beckenboden stärken, um einen »Durchbruch« zu verhindern. Genauso dringend ist die Entlastung des Bodens durch organisches »Lifting« der ersten Rippe und der Organe.

Der Beckenboden hat im Vergleich zu anderen Körperbereichen eine sehr hohe Konzentration an Gefäßen, Nerven, Muskeln und Faszien. Auch die Nackenmuskulatur umfasst viele fasziale Schichten, die sich im Brustraum fortsetzen. Die Luftröhre *(Trachea)*, die Speiseröhre (Ösophagus) und die Halsschlagader *(Arteria carotis)* sind hier zu finden. Nimmt man diesen regen Energie- und Stofftransfer im Hals und durch die erste Rippe wahr, ist es fast unmöglich eine schlechte Haltung einzunehmen. Atmung und Bewegungsvorstellung tragen dazu bei, diesen Bereich zu

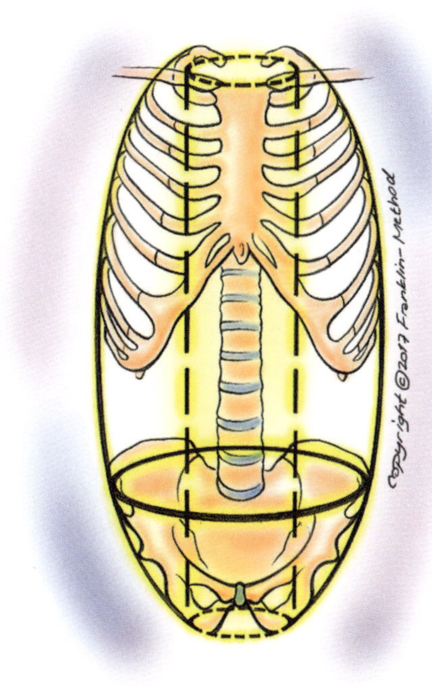

Erste Rippe und Beckenboden

lösen und zu liften. Beim Einatmen werden sogar Muskeln aktiviert, die die ersten beiden Rippen anheben.

Ausstreichen der ersten Rippe

1. Die erste Rippe setzt zuoberst am Brustbein und an der Wirbelsäule an. Berühren Sie das obere Ende des Brustbeins. Wenn Sie die Finger auf dem Brustbein nach oben gleiten lassen, finden Sie dessen oberes Ende. Seitlich und unter dem Schlüsselbein befindet sich die erste Rippe. Lassen Sie die Finger seitlich über das Schlüsselbein gleiten. Stellen Sie sich die erste Rippe hinter und etwas unter dem Schlüsselbein vor.

2. Mit dem Mittelfinger und dem Daumen Ihrer rechten Hand (Linkshänder mit der linken Hand) berühren Sie die erste Rippe, die Finger weit gespreizt, unter dem Schlüsselbein.

3. Atmen Sie ein und heben Sie mit den Fingern das Schlüsselbein und die erste Rippe leicht nach oben. Stellen Sie sich vor, dass Sie durch das Spreizen der Finger die erste Rippe dehnen können und sie sich wie ein Wasserring im Teich ausbreitet. Beim Ausatmen entspannt sich die erste Rippe.

4. Stellen Sie sich vor, wie sich der Beckenboden und die erste Rippe beim Einatmen ausweiten, mehr Platz geben.

5. Zum Schluss stellen Sie sich vor, wie die erste Rippe von einer magischen Taube emporgehoben wird, Ihre Haltung wird im Gehen und Stehen leicht und erhaben.

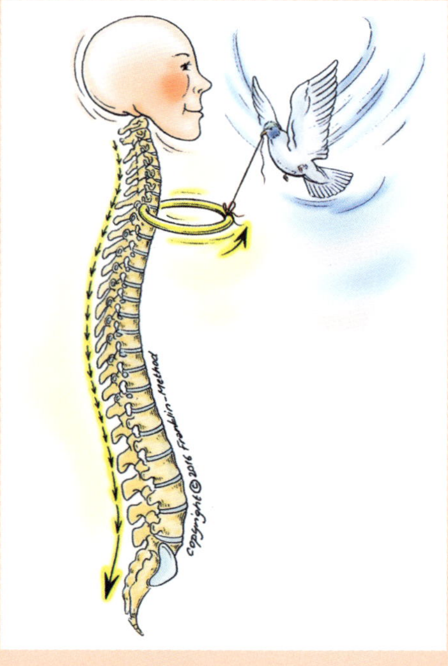

Taube hebt erste Rippe.

6

DIE ORGANE UND DER BECKENBODEN

Unsere Organe sind nicht nur wichtig für den Stoffwechsel, sie haben auch eine große Bedeutung für unsere Körperhaltung, Beweglichkeit und Energie. Ungünstig positionierte und schlaffe Organe können zu einer Überlastung des Beckenbodens beitragen und die Sexualenergie schwächen.

ORGANE UND EMOTIONEN

Die inneren Organe liegen eng aneinandergeschmiegt im Bauch und Brustraum. Zwischen ihnen befindet sich eine Flüssigkeit, die dafür sorgt, dass sie sich gegeneinander verschieben können. Dieses Aneinandergleiten der Organe muss erhalten werden, denn ohne diese Gleitfähigkeit wären die meisten Bewegungen des Oberkörpers nicht möglich oder nur unter Schmerzen auszuführen.

Die Beweglichkeit der Organe fördert deren Durchblutung und hilft ihnen, eine optimale Lage im Körper einzunehmen. Durch das bewusste Bewegen der Organe wird deren Lagegefühl und Gleichgewicht gefördert. Verspannungen in der Muskulatur lösen sich oft spontan, wenn wir bewusst mit unseren Organen trainieren.

Die Organe erhalten ihre Form vor allem durch den Druck und den Gegendruck der eng aneinanderliegenden Strukturen, Knochen, Muskeln, Faszien und Nachbarorgane. Zwischen zwei Nachbarorganen im Organraum bilden sich Gelenke, die zwar nicht so deutlich ausgebildet sind wie bei den Knochen, aber ähnlich funktionieren.

Ein Gelenk besteht aus einer konkaven Pfanne und einer konvexen Kugel. Das Zwerchfell ist die Gelenkpfanne für die Leber, welche dafür die Kugel bildet. Die Leber wiederum bildet eine Pfanne für den links anliegenden Magen. Der Magen, der hinter dem linken Leberlappen liegt, ist die passende Kugel. So kann die Leber wie ein Kugellager innerhalb dieser beiden Nachbarorgane ihre dreidimensionale Drehbewegung ausführen, die sich mit jedem Atemzug zyklisch wiederholt. Der Magen bildet mit der Niere, der Bauchspeicheldrüse und auch mit dem Zwerchfell ein Gelenk. Für all diese Organe ist der bauchige Magen die Gelenkskugel.

Viele Ereignisse beeinflussen die Organe: Sexualverhalten, Schwangerschaft, Emotionen, Stress und vieles mehr. In der Schwangerschaft senkt sich die Spannung der Bauchmuskulatur, deren Kontraktionsfähigkeit abgeschwächt ist, die Spannung des ganzen Verdauungstraktes ist reduziert, die peristaltische Verdauungsbewegung verlangsamt sich. Deshalb sollte das Beckenbodentraining in der Geburtsvorbereitung wie auch in der Rückbildung einen hohen Stellenwert einnehmen.

Emotionen beeinflussen die Organe. Ärger, Wut und Angst haben sogar eine regelrecht zersetzende Wirkung. Diese Emotionen erzeugen ein Ungleichgewicht im vegetativen Nervensystem, das die Organe steuert, und erschweren deren Regeneration und innere Reparatur. Der Verdauungstrakt ist ein Ort der intensiven Kreativität, jedenfalls aus der Warte der berühmt-berüchtigten Stammzellen. Tief in den Darmwindungen werden jede Sekunde Tausende von neuen Darmzellen geboren, um die bei der Verdauung verbrauchten zu ersetzen.

Als ersten Schritt berücksichtigt man den emotionellen Faktor und führt das Beckenbodentraining und die Organübungen mit Freude und Genuss aus. Dies ist manchmal einfacher gesagt als getan, denn bei starker Inkontinenz lebt man in einem Dauerstress.

ORGANE UND WASSER

Die genussvollste Organübung ist für die meisten Menschen der Sexualakt. Sexualität ist innig mit der Spannung und dem Zustand aller Organe verbunden, nicht nur mit den Sexualorganen selbst. Die Niere entsteht sogar aus demselben Ursprungsgewebe wie die Sexualorgane. Der Orgasmus bewirkt Kontraktionen der Bauch- und Beckenbodenmuskulatur, die eine intensive Organmassage bewirken. Der Orgasmus gleicht die Spannung der Organe aus und fördert deren Durchblutung. Wenn die Organe entspannt und gut durchblutet sind, hat man mehr Lust und der Orgasmus ist intensiver. Deshalb fördern körperliche Tätigkeit, Sport und Fitnesstraining die Sexualität.

Wasser hat eine sehr ausgleichende Wirkung auf die Organe; Ferien am Strand werden mit Sexualität assoziiert, auch wegen der Wirkung des Wassers auf die Organkraft. Wer keine Südseereise antreten kann, dem stehen viele Alternativen offen: ein Sprudelbad oder der Saunagang, das Thermalbad oder einfach ein wohlriechendes Bad zu Hause. In der Römerzeit war die Verbindung von Wasser, Baden und Sexualität selbstverständlich, das ging allerdings mit der späteren Neuorientierung gegenüber der Sexualität verloren.

Das Bad ist ein natürlicher Ort für Beckenbodentraining. Immer mehr Spitäler haben Becken, in denen die Frauen im Wasser gebären können. Wichtig wäre, auch einen Teil der Geburtsvorbereitung und des Beckenbodentrainings im Wasser zu machen. Vor und nach der Geburt ist das bewusste Beckenbodentraining im Bad vorteilhaft, ebenfalls bei Inkontinenz und als Rückbildungsgymnastik. Die Wärme und der Auftrieb des Wassers stimulieren die Beckenbodenmuskulatur und fördern dessen Kraft und Beweglichkeit. Eine Voraussetzung für das Training im Wasser ist eine genügend große Wanne, ein Sitzbad oder ein Sprudelbad. Die Wände einer Badewanne können einschränken, richtig eingesetzt sind sie aber für das ausgeglichene Training der Muskulatur wertvoll. Die folgende Übung ist auf das Training in der Badewanne ausgerichtet, in der Annahme, dass nur wenige Leser ein privates Hallenbad besitzen.

Beckenbodentraining im Bad

Die beschriebene Übung wird den Genuss des Sexualaktes erhöhen, weil sie auf vielen Ebenen gleichzeitig wirkt. Sie hilft ebenfalls bei vermindertem Sexualtrieb. Natürlich darf man dem Wasser auch einen entsprechenden Duft verleihen, entspannend oder stimulierend, je nach Stimmung.

1. Legen Sie sich zunächst eine Plastikmatte auf den Boden der mit Wasser gefüllten Wanne. Die Matte sorgt für etwas mehr Polsterung unter dem Becken. Sehr geeignet ist ein kleines, zusammengerolltes Badetuch, mit Gummibändern fixiert, das man wie die Übungsbälle quer unter dem Becken positioniert. Dieses Tuch wird dafür sorgen, dass der Bewegungsradius des Beckens größer ist, und verhindert Druckstellen auf der Beckenrückseite.

2. Legen Sie sich nach hinten und lehnen Sie die Beine an die Seitenwände der Wanne. Visualisieren Sie die Strukturen des Beckenbodens: den Fächer, das Dreieck und die Sexualorgane. Beginnen Sie mit leichten Vor- und Rückschaukelbewegungen im Becken und spüren Sie, wie sich Steiß, Sitzhöcker und Schambeine bewegen.

3. Spüren Sie, welche Muskeln spontan aktiviert werden. Beginnen Sie dann, bewusst die Muskeln beim Rückneigen des Beckens zu verkürzen und beim Vorneigen zu dehnen.

4. Um das Training für den Beckenboden zu intensivieren, können Sie die Hände auf die Innenseite der Oberschenkel legen und während der Übung einen leichten Druck nach außen geben. Frauen können spüren, wie sich beim Vorneigen des Beckens die Schamlippen dehnen und beim Zurückneigen wieder zusammenziehen. Die Vorstellung, dass das Wasser aktiv in die Scheide gezogen wird, verstärkt die Stimulierung der Muskulatur.

5. Zur ausgeglichenen Aktivierung der Beinmuskulatur drücken Sie die Außenseite der Beine gegen die Wannenwand. So werden die tiefen Ausdrehmuskeln gekräftigt, die die äußerste Schicht der Beckenbodenmuskulatur bilden.

6. Wollen Sie den Trainingseffekt noch weiter verstärken, können Sie mit einem Ball arbeiten, den Sie zwischen den Knien platzieren. Drücken Sie ihn mit den Knien leicht zusammen. Der Ball sorgt dafür, dass die Muskelspannung während der ganzen Übung erhöht ist.

7. Männer können die Übung auf dieselbe Weise ausführen wie Frauen, konzentrieren sich aber auf die Dehnung und das Zusammenziehen der Urogenitalmuskulatur und der Prostata. Der Penis und die Prostata dehnen sich beim Vorneigen und Kontrahie-

ren beim Rückneigen des Beckens. Ein wertvoller Konzentrationspunkt ist die Basis des Penis. Stellen Sie sich die Muskulatur um diese Basis als ringförmig vor. Verengen Sie den Ring beim Rückneigen, dehnen Sie ihn beim Vorneigen des Beckens.

UNTERSTÜTZUNG DER LEBER

Im Folgenden wenden wir uns dem größten Organ des Körpers zu: der Leber. Die Leber liegt gleich unter dem Zwerchfell, mehrheitlich auf der rechten Seite des Körpers. Die Leber ist die größte Drüse des Körpers und hat ein beachtliches Gewicht von eineinhalb Kilogramm. Wenn die Leber ungünstig positioniert oder gar abgesunken ist, kann sie die Körperhaltung und den Druck im Beckenboden erhöhen. Durch das Bewegen der Leber können wir deren Lage regulieren und die Spannung ausgleichen, was den Beckenboden entlastet und die Beweglichkeit des ganzen Körpers verbessert.

Lebertango

1. Legen Sie Ihre rechte Hand im Bereich der rechten unteren Rippen auf den Rücken, die linke Hand auf die vordere rechte Seite des Körpers. Die obere Hälfte der linken Hand liegt dabei auf den Rippen, die untere Hälfte auf dem Bauch.

2. Visualisieren Sie zwischen Ihren Händen die große, saftige Leber. Zunächst atmen Sie in die Leber hinein. Stellen Sie sich vor, dass Ihre Atmung die ganze Leber durchdringt und ausfüllt. Die Atmung hilft Ihnen, die Leber in ihrer ganzen Größe und Ausdehnung wahrzunehmen. Wir stellen sie uns meist viel kleiner vor,

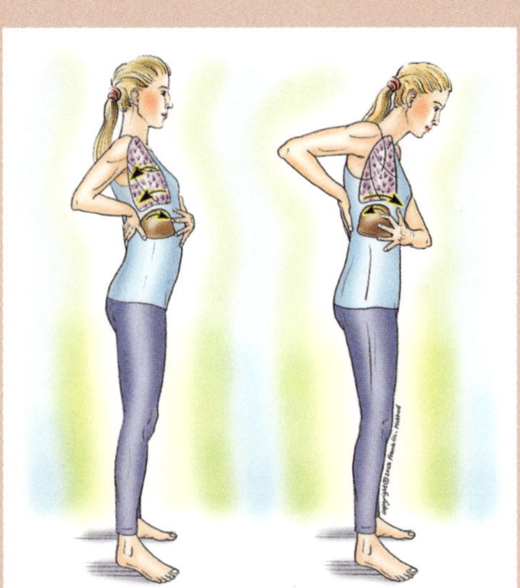

Links die Beugung und rechts die Streckung des Lebertangos

als sie in Wirklichkeit ist. Die Leber erstreckt sich von Ihrer rechten Hand durch den Körper bis zur linken Hand und noch weiter auf die linke Seite des Körpers.

3. Stellen Sie sich vor, dass die Leber Lust auf Bewegung hat. In Ihrer Leber ist der Fitnessfunken erwacht. Bewegen Sie die Leber nach vorn und dann wieder zurück. Stoßen Sie sie nach rechts und ziehen Sie sie wieder hinein. Führen Sie kreisende Bewegungen mit der Leber aus.

4. Wenn die Lust der Bewegung in der Leber noch nicht erwacht ist, spielen Sie Musik, die Ihre Lebe(r)nsgeister wachruft. Tango und Salsa sind für die Leber besonders stimulierend; sie hat ein feuriges Gemüt. Zu diesen Rhythmen bewegen Sie die Leber in all die oben beschriebenen Richtungen, nach vorn, zurück und seitlich.

5. Nach einigen Minuten entfernen Sie die Hände und spüren den Veränderungen im Körper nach. Die rechte Schulter hat sich wahrscheinlich entspannt. Heben Sie beide Arme über den Kopf, werden Sie feststellen, dass der rechte Arm länger und beweglicher geworden ist. Hüpfen Sie auf dem rechten Bein, so fühlt sich das viel angenehmer an als das Hüpfen auf dem linken Bein. Es ist nicht zu viel versprochen worden: Die Leberbeweglichkeit beeinflusst den ganzen Körper.

Nieren-Magen-Wippen

Nun soll auch die linke Seite des Körpers in Bewegung kommen. Unsere Organe sind nicht symmetrisch aufgebaut wie unser Skelett, sodass auf der linken Seite des Körpers drei Organe denselben Platz einnehmen wie die voluminöse Leber auf der Gegenseite. Dies sind der Magen, dahinter die Bauchspeicheldrüse und ganz unter den Rippen die kleine Milz. Die Milz »wäscht« unser Blut und ist ein Wartezimmer für Zellen des Immunsystems. Die Bauchspeicheldrüse produziert drei Liter Verdauungssäfte pro Tag sowie das Insulin. Paarig auf beiden Seiten des Körpers angelegt ist die Niere, unser Organ der Regulation und Entgiftung.

1. Legen Sie die rechte Hand auf die linke Seite des Körpers auf den Magen und die linke Hand auf den Rücken links auf der Höhe von Niere und Milz.

2. Schicken Sie zuerst Ihre atmende Aufmerksamkeit in die Organe. Spüren Sie, wie sie von Ihrer Atemenergie ausgefüllt werden.

3. Beginnen Sie, den Oberkörper nach vorn zu neigen, und stellen Sie sich vor, wie das Zwerchfell und die Lunge nach vorn über den Magen gleiten. Neigen Sie sich zurück und

stellen Sie sich vor, wie die Lunge und das Zwerchfell wieder zurückgleiten. Beim Beugen der Wirbelsäule bewegen sich die Milz und die Nieren nach oben, während der Magen nach vorn absinkt. Achten Sie darauf, dass die Wirbelsäule sanft gebeugt mitspielt.

4. Strecken Sie sich wieder hoch und stellen Sie sich vor, dass sich der Magen anhebt, während Milz und Nieren eher nach unten sinken. Es ist fast so, als säßen der Magen auf der einen, Milz und Nieren auf der anderen Seite einer Wippe. Die Bauchspeicheldrüse wäre dabei der Drehpunkt der Wippe. Schaukeln Sie einige Male vor und zurück und stellen Sie sich vor, wie sich die Organe im Wechsel nach oben und nach unten bewegen.

5. Nach zwei- bis dreiminütigem Üben nehmen Sie die Hände weg und stellen fest, was sich in Ihrer Haltung und im Körpergefühl geändert hat. Die linke und rechte Körperseite sind entspannter, die Schultern hängen locker, der Körper fühlt sich geerdet an. Bewegen Sie Ihre Wirbelsäule, so tun Sie dies mit einer neu gewonnenen Elastizität.

DIE ORGANE DES BECKENS

Nicht nur Leber und Magen haben Gelenke, sondern auch die Organe im Becken. Dies sind die Blase, der Mastdarm und die Gebärmutter beziehungsweise die Prostata (Vorsteherdrüse). Die Blase liegt gleich hinter dem Schambein und, wenn sie gefüllt ist, auch etwas oberhalb. Die Prostata ist ein vielschichtiges Gebilde aus Bindegewebe und glatter Muskulatur. Sie liegt unter der Blase und auf dem tiefen Dammraum und produziert eine Flüssigkeit, die die Spermien nährt und beschützt. Die Gebärmutter liegt auf der Blase, die Vagina zwischen Blase und Mastdarm. Der Mastdarm schmiegt sich an die Vorderseite des Kreuzbeins.

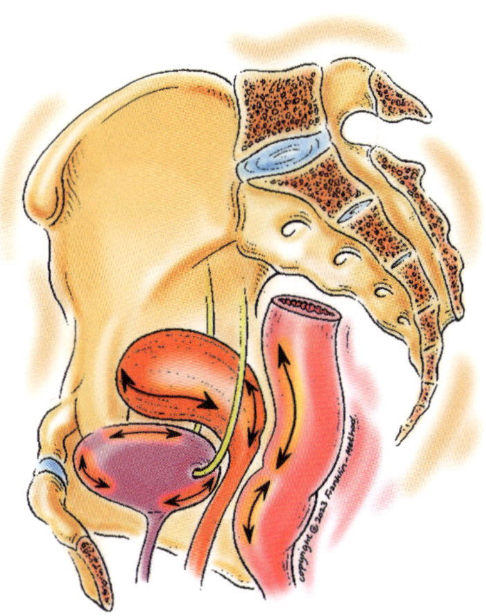

Die Beckenorgane der Frau mit Gleitflächen als Pfeile dargestellt

Gleiten der Beckenorgane

1. Beugen und strecken Sie die Hüfte und die Beine und stellen Sie sich die Bewegung der Beckenorgane vor. Die Blase verschiebt sich dabei leicht auf dem Schambein nach oben und nach unten. Der Mastdarm gleitet ebenfalls ein wenig auf dem Kreuzbein nach oben und nach unten. Die Gebärmutter gleitet dabei auf ihre Nachbarorgane.

2. Stellen Sie sich die Prostata als eine golfballgroße Kugel zwischen der Blase und dem tiefen Dammraum vor. Die Prostata kann sich ein wenig in alle Richtungen bewegen, beim Beugen und Strecken der Beine pendelt sie leicht vor und wieder zurück.

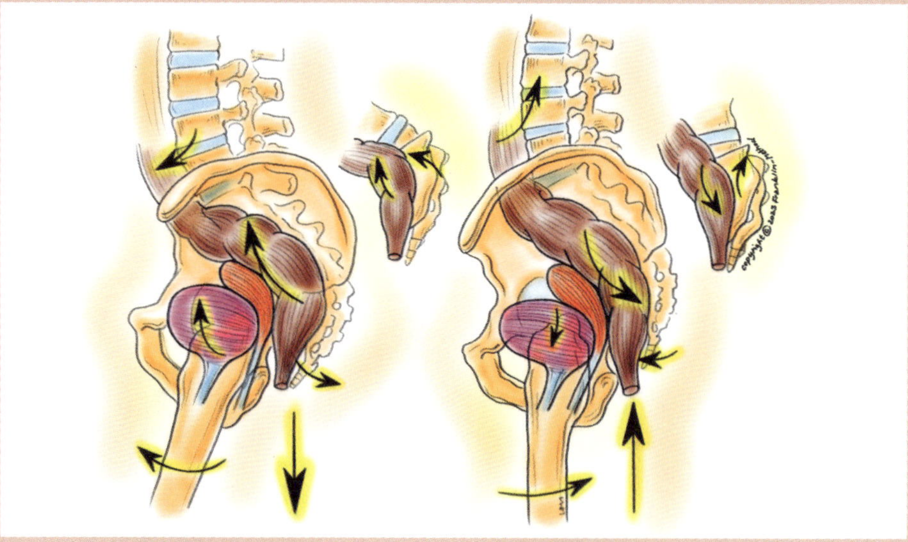

Beckenorgane in Bewegung

DIE SCHLIESSMUSKELN

Schließmuskeln *(Sphincter)* sind wichtig für die Kontinenz, vor allem diejenigen der Harnröhre und des Afters. Die folgende Übung hat das Ziel, sich mit dem Konzept und Gefühl von Schließmuskeln anzufreunden.

Der Mund ist der Anfang des Verdauungstraktes, der After ist das Ende. Diese beiden Schließmuskeln sind spannungsmäßig miteinander verwandt, ja alle Schließmuskeln des Körpers sind es, auch der Magenpförtner *(Pylorus)* und sogar diejenigen um die Augen herum. Um diesen Zusammenhang zu verstehen, müssen Sie ihn wahrnehmen. Diesem Ziel ist die folgende Übung gewidmet.

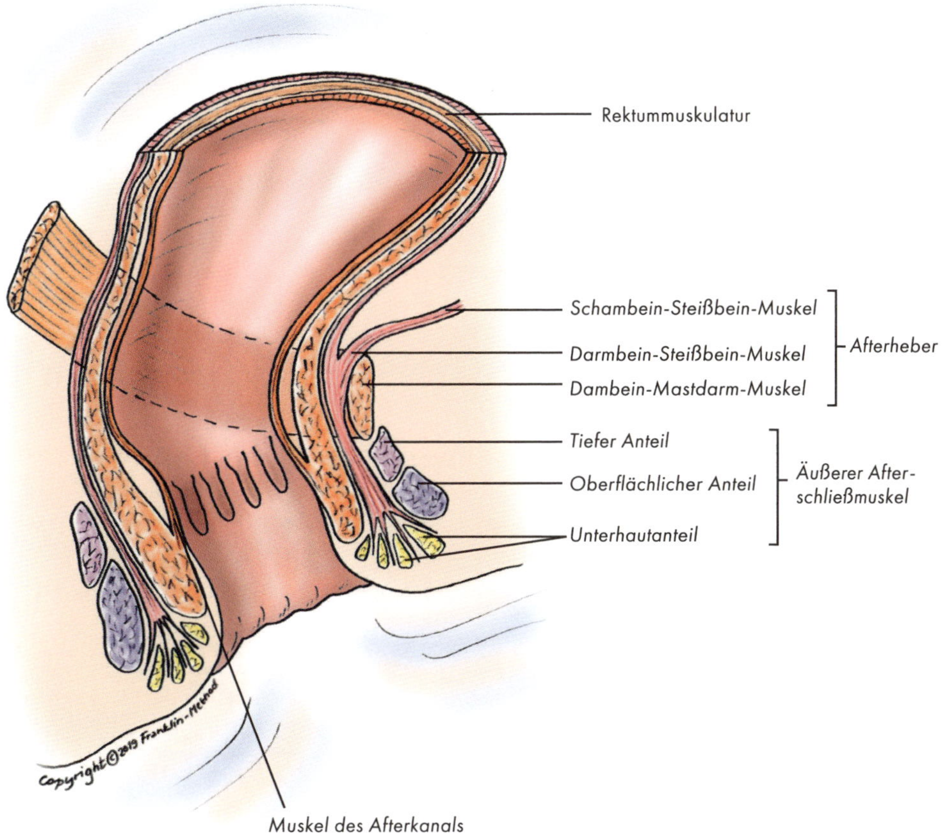

Der Afterschließmuskel

Schwarzer Gürtel der Schließmuskeln

1. Spannen Sie den Mund und den After an. Dies sollte relativ problemlos auszuführen sein. Die Anspannung des Afters können Sie sich auch als eine sich verengende Spirale vorstellen, weil der Schließmuskel auf diese Weise funktioniert.

2. Spannen Sie dann den After an, der Mund bleibt entspannt. Diese gegenteilige Aktivierung wird schon eher ein ungewöhnliches Gefühl mit sich bringen.

3. Spannen Sie nun den Mund an, der After bleibt entspannt. Es könnte sein, dass dies schwierig umzusetzen ist.

4. Und nun zum schwarzen Gürtel der Schließmuskeln: Kneifen Sie die Augen zu. Mund und After bleiben entspannt. Kneifen Sie After und Mund zu, aber die Augen bleiben entspannt – dies kann eine echte Herausforderung sein.

5. Sie haben erfahren, dass sich die Schließmuskeln des Körpers gegenseitig beeinflussen. Jetzt nehmen Sie den Zusammenhang zwischen den Gelenken, Muskeln und Schließmuskeln wahr. Machen Sie Krallen mit den Zehen und mit den Händen Fäuste und lassen Sie alle Schließmuskeln entspannt. Spannen Sie dann alle Schließmuskeln an, Mund, Augen und After. Lassen Sie dabei Füße und Hände entspannt.

6. Ruhen Sie sich nach all diesen Gegensätzen aus. Stellen Sie fest, dass sich die Spannung der Schließmuskeln und der Muskeln allgemein gegenseitig beeinflussen kann. Das Ziel ist, dass die Schließmuskeln eine gute Ausdauer haben (Tonus), aber nicht verspannt sind.

7. Öffnen Sie den Mund weit und gähnen Sie. Spüren Sie die Reaktion auf diese Bewegung in Ihrem Beckenboden. Stellen Sie sich vor, Sie könnten mit dem Beckenboden herzhaft gähnen.

8. Strecken Sie die Zunge heraus und spüren Sie die Wirkung auf den Beckenboden. Ziehen Sie die Zunge wieder ein und machen Sie sie ganz dick. Spüren Sie die Wirkung auf den Beckenboden.

9. Neigen Sie den Kopf etwas nach hinten und verkürzen Sie so die Nackenmuskeln. Wie wirkt sich das auf den Beckenboden aus? Stellen Sie fest: Der Beckenboden ist in das ganze Körpersystem eingepackt, beeinflusst es und wird seinerseits von den anderen Bereichen des Körpers beeinflusst.

NIEREN, BLASE UND DER BECKENBODEN

Die Nieren und die Blase sind von zentraler Bedeutung für die Kraft des Beckenbodens und können Ursache für Kreuz-, Knie- und Hüftprobleme sein. Der Zustand der Blase und Niere ist zudem für das Gleichgewicht, die Stellung des Beckens und für die Sexualenergie von großer Bedeutung.

Die Nieren sind bohnenförmige Organe, die gleich unter dem Zwerchfell sitzen. Sie regulieren den Salz- und Wasserhaushalt des Körpers und entsorgen Endprodukte des Stoffwechsels aus dem Blut. Die Nieren sind von einem Fettpolster und einem Faszienbeutel umgeben. Die Nieren filtern in nur fünf Minuten unser ganzes Blut, dabei geben sie auch Hormone ab und modulieren die chemische Zusammensetzung des Blutes. Das Produkt der Nieren ist der Harn, der in das Nierenbecken gelangt und von dort in den Harnleiter *(Ureter)* und zur Blase geleitet wird. Von dort gelangt der Harn durch die Harnröhre *(Urethra)* in die Außenwelt. Die Nieren werden nicht von Bändern oder anderen Strukturen getragen, sondern durch den Druck des umliegenden Fetts, des Faszienbeutels und auch vom Blutdruck und von den umliegenden Organen gehalten. Manchmal senken sich die Nieren zu stark nach unten, was den Druck auf Harnleiter und Blase erhöht und die Inkontinenz fördert.

Die Nebennieren sind kleine endokrine Drüsen, die den Nieren aufgelagert sind. Sie bestehen aus einer Rinde und Mark. Das Mark produziert das bekannte Hormon Adrenalin, das den Körper in einen Zustand großer Leistungsbereitschaft versetzt. Adrenalin verstärkt alle Emotionen, ob positiv oder negativ.

Nierentöne

1. Töne sind Schwingungen und Schwingungen beeinflussen die Muskel- und Organspannung. Ein ausgleichender, kräftigender Laut für die Nieren ist ein tiefes AAA, das hinten im Hals ausgelöst wird. Legen Sie die Handflächen in Höhe der Nieren auf den Rücken. Die Nieren befinden sich auf der Höhe des zwölften Brust- bis dritten Lendenwirbels im mittleren-unteren Rücken. Versuchen Sie, die Nieren mit diesen Lauten in Schwingung zu bringen. Es geht hier nicht um Gesang, sondern um Vibration. Je mehr Ihre Stimme vibriert, desto hilfreicher ist der Ton. Wenn Sie genügend üben, finden Sie die richtige Tonlage und es fühlt sich an, als würden die Nieren den Ton machen.

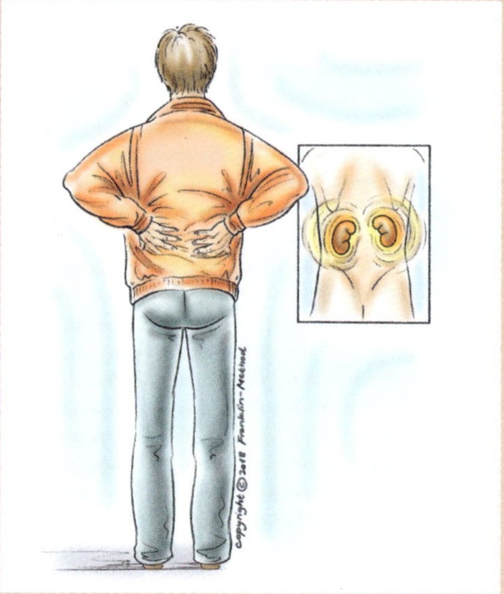

Schwingungen erspüren mit den Händen auf den Nieren

2. Stellen Sie sich vor, dass die Nieren selbst den Ton auslösen.

Nierenlifting

1. Legen Sie beide Hände auf die Vorderseite des Körpers auf Höhe der Nieren. Die Handgelenke ruhen auf den Rippenbögen, die Finger auf dem Bauch. Stellen Sie sich vor, Sie könnten mit den Händen die Nieren tragen.

2. Erhöhen Sie sanft den Druck Ihrer Hände auf die Bauchwand und heben Sie die Hände leicht nach oben. Stellen Sie sich vor, dass die Nieren durch Ihre Hände »geliftet« werden.

3. Atmen Sie aus und wiederholen Sie den Prozess: Beim Ausatmen erzeugen Sie einen leichten Druck und heben sanft die Hände an, während Sie sich vorstellen, dass die Nieren nach oben schweben.

4. Wiederholen Sie den Prozess zwei- bis dreimal, dann spüren Sie Ihre neue Körperhaltung mit erhobenen Nieren. Vielleicht spüren Sie, dass weniger Druck auf dem Becken lastet und dass die Haltung aufgerichteter ist.

Nierenreiten

1. Versuchen Sie bei dieser Übung, die Nieren in das Bewegungsgefühl des ganzen Körpers einzubetten. Stellen Sie sich auf das rechte Bein und imaginieren Sie, die rechte Niere stünde auf diesem Bein. Beugen und strecken Sie das rechte Bein und stellen Sie sich vor, dass die Niere auf dem Bein nach oben und nach unten reitet.

2. Stellen Sie sich auf das linke Bein und imaginieren Sie, die linke Niere stünde auf diesem Bein. Beugen und strecken Sie das linke Bein und stellen Sie sich vor, dass die Niere auf diesem Bein nach oben und nach unten reitet.

3. Sie stehen nun auf beiden Beinen. Beugen und strecken Sie die Knie. Stellen Sie sich vor, dass die Nieren Luftballons sind, die die Blase sanft nach oben ziehen.

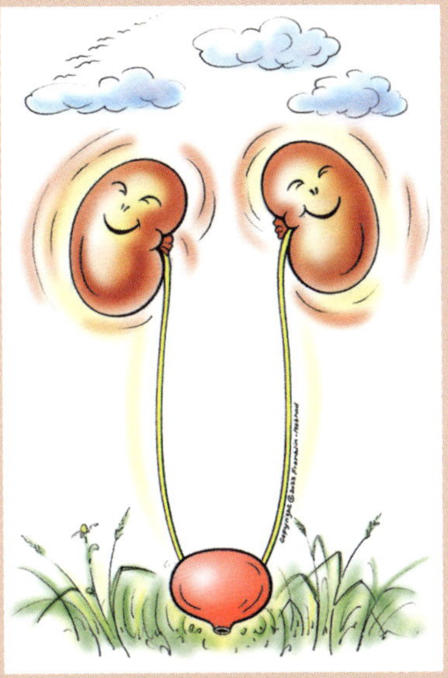

Die Nieren als Ballons

Harnleiterseufzen

Es ist wichtig, dass der Abfluss der Nieren, die Harnleiter, gut funktioniert. Die Harnleiter sind kräftige muskuläre Schläuche. Selbst im Kopfstand sind sie mittels peristaltischer Bewegungen fähig, den Harn Richtung Blase zu treiben, denn ein Harnrückstau in den Nieren ist lebensgefährlich.

1. Um das Abfließen des Harns zu unterstützen, können Sie sich vorstellen, dass der Harn nach unten strömt, während sich die Harnleiter nach oben strecken. Dies vereinfacht das Abfließen des Harns.

2. Legen Sie Ihre Hände auf Nierenhöhe auf den Bauch. Mit einem seufzenden AAAAAH lassen Sie Ihre Hände nach unten Richtung Blase gleiten. Stellen Sie sich vor, wie der Harn abfließt, die Harnröhren sich aber in die Gegenrichtung nach oben strecken.

3. Seufzen Sie wieder. Dabei wandern Sie in Gedanken die Harnleiter entlang nach unten zur Rückseite der Blase. Können Sie sich das besser auf der rechten oder auf der linken Seite vorstellen? Im Idealfall fühlt es sich auf beiden Seiten gleich an. Wandern Sie in Ihrer Vorstellung durch diese Röhre nach unten. Ist sie irgendwo verstopft oder hat sie einen Knick?

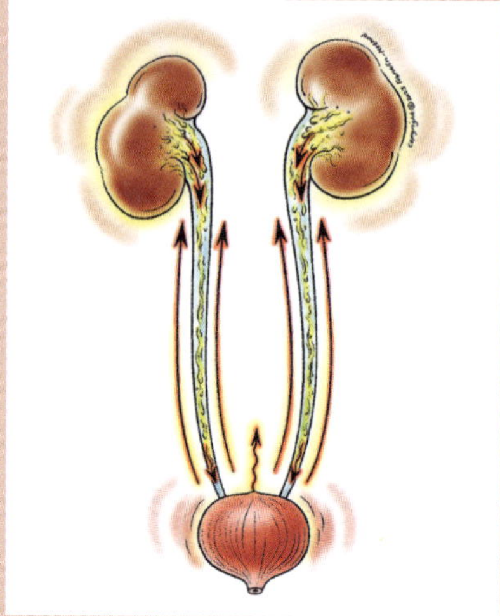

Die nach oben strebenden Harnleiter

4. Wiederholen Sie diese Bewegung mit Ton drei- bis viermal, bevor Sie innehalten und wahrnehmen, wie sich nun das Becken, der Rücken und Ihre ganze Körperhaltung anfühlen.

DIE BLASE UND DIE ORGANSÄULE

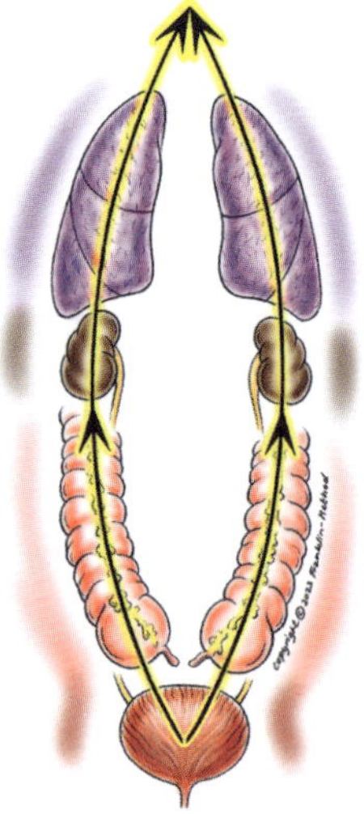

Die Blase ist das Fundament einer Säule, die durch die inneren Organe gebildet wird. Das Organgewicht ruht auf den Beckenorganen, der Blase und den Beckenschaufeln. Es sollte daher nicht überraschen, dass die Blase und die Gebärmutter dadurch absinken können. In solch einem Fall reicht es nicht aus, den Beckenboden isoliert zu trainieren. Die Blase selbst und die darüberliegenden Organe müssen trainiert werden. Der Druck der Organe wird im Normalzustand auf die Blase und auf die Harnröhre, die einige Zentimeter lang ist, übertragen. Der Druck auf die Harnröhre hilft beim Verschluss der Röhre. Wenn die Blase wegen eines Dammschnitts, zu wenig Bewegung oder einer schlechten Haltung

Die Organsäule mit der Blase als Schlussstein

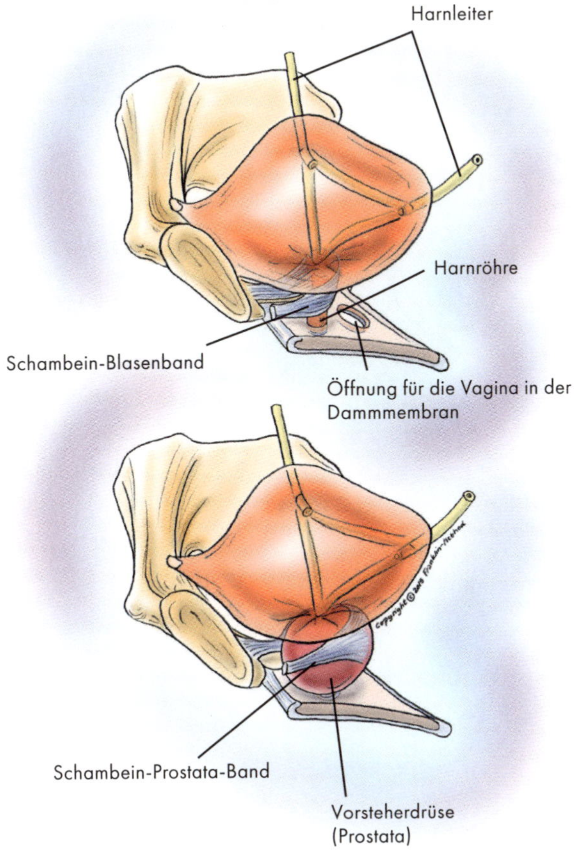

Die weibliche (oben) und männliche (unten) Blase

absinkt, ist die Röhre verkürzt, sodass sie keinen hilfreichen Verschlussdruck von den umliegenden Muskeln und Organen erhält.

Die Blase muss nun »geliftet« werden, wie Sie es schon von den Nieren kennen. Zum Glück hat sie ein eingebautes Liftsystem. Vorn an der Blase, die aussieht wie eine dreiseitige Pyramide, ist ein starkes Band befestigt, das die Blase mit dem Bauchnabel verbindet. Dieses Band bildet im Embryonalzustand den Urharngang *(Urachus)*, beim Erwachsenen ist dies das mediane Nabelband *(Ligamentum umbilicale medianum)*. Das Nabelband verläuft von der vorderen Spitze der Blase nach oben zum Bauchnabel. Dieses Band können Sie aufwecken, um Ihre Blase wieder nach oben zu ziehen.

Das mittlere Nabelband geht in das runde Leberband *(Ligamentum teres hepatis)* über, das am unteren Rand der Leber vom sichelförmigen Leberband *(Ligamentum falciforme)* abgelöst wird. Letzteres verläuft zwischen zwei Leberlappen hoch zum Zwerchfell. Das Zwerch-

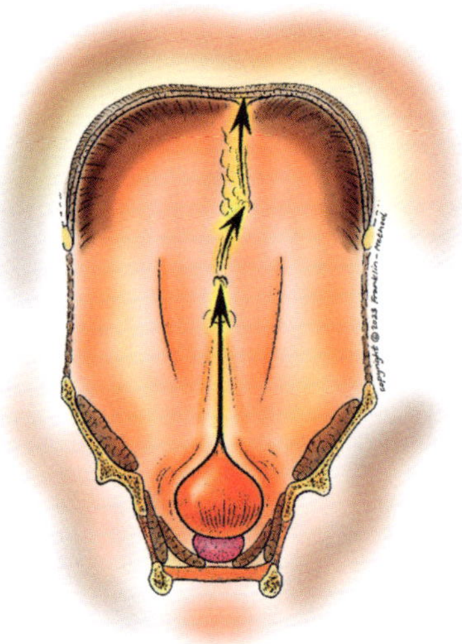

Das mittlere Nabelband und seine Verbindungen

fell seinerseits ist mit dem Herzbeutel *(Pericard)* verbunden und das Herz über Bänder mit dem Brustbein und faszial über die Hauptschlagader (Aorta) mit der Halswirbelsäule. Somit könnte man sagen, dass die Blase über eine Reihe von Bändern und Faszien vom Brustkorb und der Halswirbelsäule hängt. Spaß beiseite, ich hoffe, es ist ein erhebender Gedanke, dass die Blase vom Hals hängt. Für die Blase selbst hat diese Verbindung nur einen Wert, wenn die Körperhaltung gut ist. An den hinteren Ecken der dreiseitigen Blasenpyramide befinden sich auch »liftende« Seile, die schon bekannten Harnleiter *(Ureter)*. Es entsteht eine dreieckige Aufhängevorrichtung für die Nieren: vorn das Nabelband, hinten die beiden Harnleiter zu den Nieren.

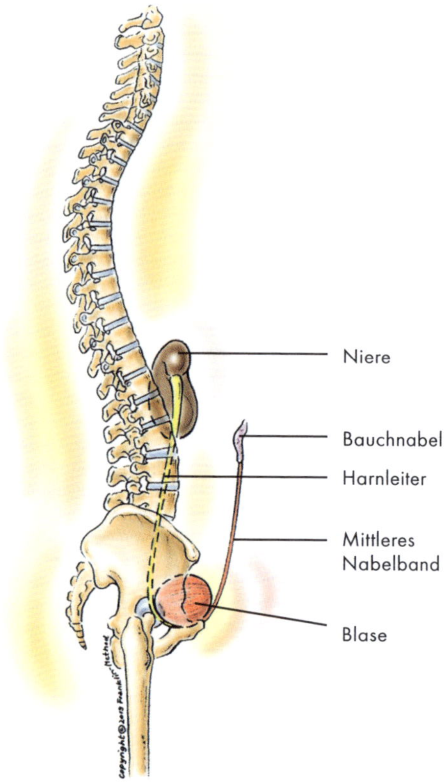

Das mittlere Nabelband und die Harnleiter von der Seite

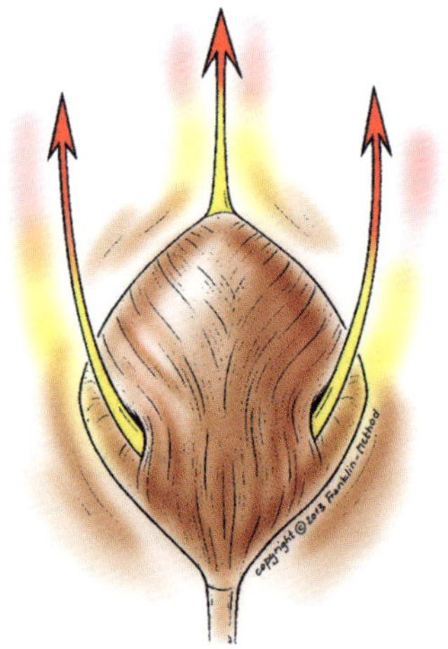

Die dreifache Aufhängung der Blase

Nabelreiben

1. Gleiten Sie mit den Händen über dem Verlauf des Nabelbandes vorn am Bauch vom Schambein zum Bauchnabel nach oben. Stellen Sie sich dabei vor, wie das Nabelband die Blase nach oben zieht.

2. Reiben Sie mit einer Fingerspitze im Bauchnabel und spüren Sie die Verbindung zur Blase. Möglicherweise wird sich dabei ein Kribbelgefühl von der Blase bis zum Nabel einstellen. Dieses Gefühl lokalisiert das Nabelband.

3. Ziehen Sie mit dem Finger den Bauchnabel sanft nach oben und spüren Sie, wie die Blase dadurch geliftet wird.

4. Streichen Sie mit den Fingern weiter nach oben zum Zwerchfell, von dort zum Herzen und weiter zur Halswirbelsäule.

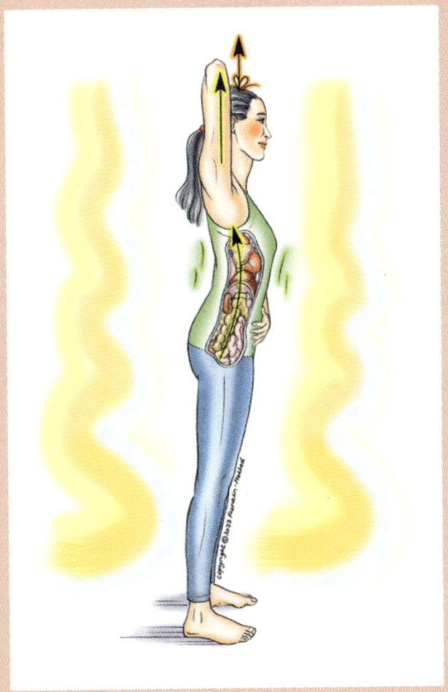

Die Hände liegen auf Hinterkopf und Blase.

5. Legen Sie eine Hand hinter den Kopf und die andere Hand auf das Schambein. Heben Sie den Hinterkopf mit der Hand leicht nach oben und spüren Sie die Verlängerung der Wirbelsäule. Die andere Hand hebt das Schambein etwas nach oben. Stellen Sie sich vor, wie durch das Verlängern der Wirbelsäule alle Organe mit der Blase nach oben gezogen werden.

6. Kehren Sie zurück zum Nabel; reiben Sie ihn und ziehen Sie ihn noch einmal nach oben.

7. Visualisieren Sie zum Schluss die drei »Seile«, die die Blase nach oben tragen: vorn das Nabelband und hinten die beiden Harnleiter. Nehmen Sie diese Strukturen auch noch im Gehen wahr.

Harnröhren-Schließmuskel trainieren

1. Üben Sie im Liegen. Zunächst stellen Sie sich die Bewegung der Nieren und der Blase beim Atmen vor. Wenn Sie einatmen, senken sich Nieren und Blase etwas nach unten, denn das Zwerchfell bewegt sich nach unten und die Nieren liegen unter dem Zwerchfell. Die Organsäule drückt auf die Blase und bewegt diese leicht nach unten. Wenn Sie ausatmen, schaukelt die Blase wieder nach oben.

2. Stellen Sie sich vor, wie bei jedem Ausatmen die Blase aufsteigt und sich vom tiefen Dammraum entfernt, sie »fällt vom Damm ab«, sodass sich die Harnröhre verlängern kann.

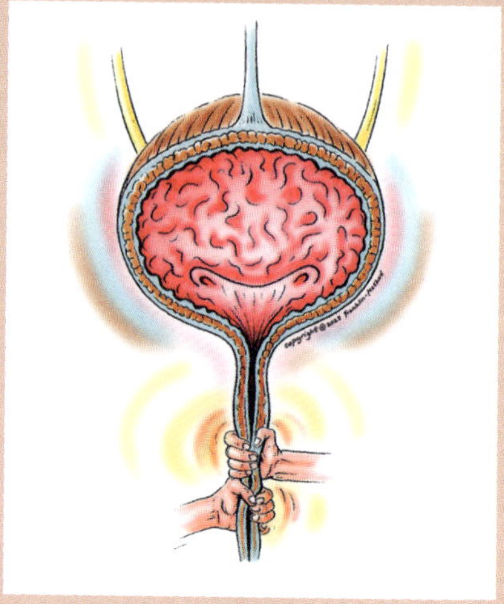

Imaginäre Hände schließen die Harnröhre.

3. Stellen Sie sich vor, dass die Harnröhre von imaginären Händen zusammengedrückt und wieder losgelassen wird, ohne eine aktive Kontraktion auszuführen. Massieren Sie in der Vorstellung sanft die Muskeln der Harnröhre.

4. Mit Ihrer Vorstellungskraft verschließen Sie nun mit imaginären Händen die Harnröhre. Dann entspannen Sie wieder. Wiederholen Sie dies fünf- bis achtmal, um die Schließmuskeln der Harnröhre zu kräftigen.

BLASE UND DARM

Der Darm ist neun Meter lang und von beträchtlichem Gewicht. Gelingt es, die Lage dieses Organs in den Griff zu bekommen und es leicht werden zu lassen, gerät der Beckenboden regelrecht in Ferienstimmung. Der letzte Abschnitt des Darms, der Dickdarm, besitzt einen absteigenden, aufsteigenden und queren Anteil – zusammen sieht das aus wie ein Torbogen. An der Basis der beiden Stützpfeiler des Bogens befindet sich auf der linken Seite der Blinddarm, auf der rechten Seite die Sigmaschlinge *(Colon sigmoidale)*.

Drei Teile des Dickdarms, der Mastdarm, der Blinddarm und die Sigmaschlinge des Dickdarms, liegen im Becken. Links der Blase befindet sich der Blinddarm, rechts davon die Sigmaschlinge und dahinter der Mastdarm. Die Sigmaschlinge und der Blinddarm liegen auf den Beckenschalen des Darmbeins. Das Gleichgewicht zwischen diesen Organen und der Blase ist wichtig für die »Leichtigkeit« der Blase. Die Blase sollte dabei nicht unter den Druck des Darms kommen. Wenn Sie dies spüren und durch Vorstellungskraft verändern, wird die Blase entlastet und ihr ein Gefühl des Anhebens vermittelt.

Der Mastdarm ist vom Schambein-Mastdarm-Muskel *(Puborectalis)* umgurtet, der als Hilfsschließmuskel dient. Er zieht die Schlaufe des Mastdarms nach vorn, erzeugt einen schließmuskelähnlichen Knick im Mastdarm und drückt dabei ebenfalls den Blasenhals gegen das Schambein, was die Kontinenz fördert. Der äußere und innere Afterschließmuskel befinden sich in einer posturalen Dauerspannung, um die Kontinenz zu gewährleisten (siehe Seite 93).

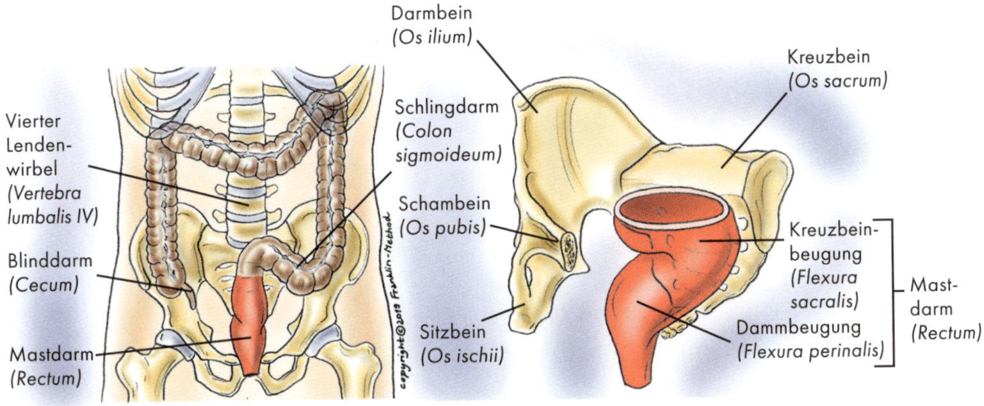

Dickdarm und Mastdarm

Darmschweben

1. Stellen Sie sich vor, dass imaginäre Ballone an den Ecken des Dickdarm-Torbogens befestigt sind. Diese Luftballons ziehen den Dickdarm nach oben und entlasten den Beckenboden.

2. Üben Sie dies auch im Alltag oder auf einem Spaziergang.

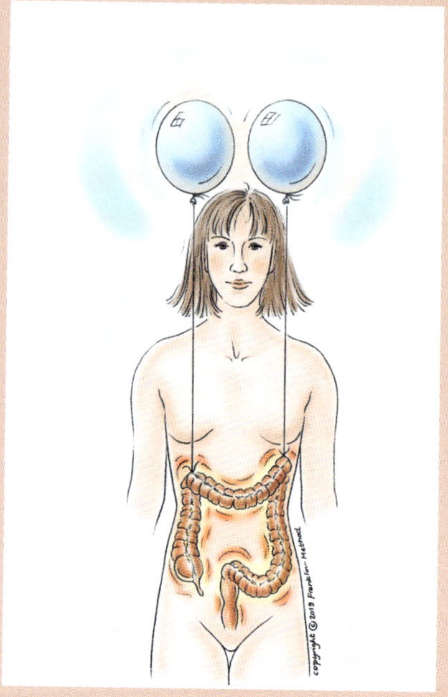

Luftballons ziehen den Dickdarm nach oben.

Darm liften

1. Berühren Sie den Unterbauch vorn an der rechten Beckenseite, beugen Sie die Beine und neigen Sie den Oberkörper etwas nach vorn. Spüren Sie beim Beugen die tiefe Faltung im linken Hüftgelenk und stellen Sie sich die Sigmaschlinge des Darms vor.

2. Drücken Sie mit den Händen sanft hinein, erfassen Sie in Ihrer Vorstellung die Sigmaschlinge und ziehen Sie diese sanft nach oben, während Sie den Oberkörper wieder aufrichten. Wiederholen Sie diesen Prozess dreimal.

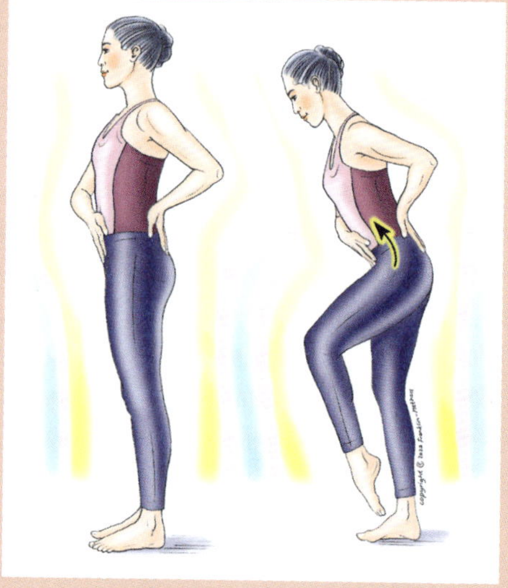

Liften des Darms durch Neigung des Oberkörpers

7

BÄNDER, BINDE-GEWEBE UND DER BECKENBODEN

Wie Sie erfahren haben, werden die Beckenorgane von den Muskeln und Faszien von unten gestützt, aber auch von oben durch Bänder getragen. Diese Bänder können durch eine Geburt verlängert sein. Ein Teil des Beckenbodentrainings nach der Geburt sollte auf die Straffung dieser Bänder ausgerichtet sein. Vor der Geburt kann man Gewebe, Bänder, Organe und Muskeln mit Bewegung und Vorstellung auf die kommende Elastizitätsolympiade vorbereiten. Der Fokus liegt vor der Geburt auf Elastizität und Dehnbarkeit, nach der Geburt auf Straffung. Da das Training von Bändern im Vergleich zum Muskeltraining noch wenig zum Fitnessverständnis gehört, werde ich den Übungen einführende Gedanken vorausschicken.

BÄNDER UND BINDEGEWEBE HELFEN DEM BECKENBODEN

Im Körper gibt es zwei grundlegende Arten der Stützung: Tragen und Hängen. Der Beckenboden trägt, aber viele andere Strukturen sorgen für eine effiziente Aufhängung der Organe: der Sog des Zwerchfells, die Bänder, Faszien und sogenannte Mesenterien, welche den Darm an der Bauchrückwand fixieren. Die meisten Bauchorgane sind von einem großen bindegewebigen Sack umgeben, dem Bauchfell *(Peritoneum)*. Die Blase und die Gebärmutter liegen unterhalb dieses Sacks. Verstärkungen in diesem Sack können ebenfalls helfen, die Organe zu stützen.

Mithilfe von Bewegung, Berührung und Vorstellungskraft können Sie die Spannung des Bindegewebes wieder ankurbeln. Um diesen Prozess zu verstehen, ein kleiner Blick in die Trainingslehre. Ein Gewebe wird trainiert, wenn es über das normale Maß hinaus herausgefordert wird. Wenn Sie eine Hantel anheben, müssen die Muskeln stärker arbeiten, als wenn Sie die Arme ohne Hantel anheben. Macht man dies regelmäßig und mit genügend hohen Gewichten oder Wiederholungen, nimmt die Kraft des Muskels allmählich zu. Aber auch die Kraft der Bänder wird durch Training wieder größer. Bänder und Faszien reagieren auf das Training mit Straffung und sie werden dicker, was ihre Zugfestigkeit verbessert. Der Zug der Muskeln an den Bändern und Faszien stimuliert die ansässigen Bindegewebszellen, mehr Kollagen aufzubauen.

Knochen, Faszien und Bänder, die nicht belastet werden, bauen sich ab. Gewebe im Gipsverband oder ein schwebender Aufenthalt im Weltraum wirken abbauend auf das Bindegewebe und die Muskulatur. Der Unterschied zwischen Muskel- und Bändertraining besteht darin, dass die Muskeln die Motoren sind, die sich viel mehr verkürzen und verlängern als die Bänder. Die Hauptaufgabe der Muskeln ist Bewegen, die der Faszien und Bänder Kraftübertragung, Halten, Umhüllen, Abfedern und Bestimmen, welche Bewegungen in einem Gelenk zugelassen werden sollen und welche nicht. Ein Band reißt, wenn eine nicht zugelassene Bewegungsrichtung dem Gelenk mit zu viel Kraft aufgedrängt wird.

Die Länge eines Bandes kann verändert werden und hängt sehr von der individuellen Körperhaltung ab. Hat jemand O-Beine, haben die Bänder des Knies eine andere Längenkonstellation als beim x-beinigen Menschen. Unsere Bewegungsgewohnheiten, nicht nur unsere Genetik, wirken auf die Bänder ein und bestimmen deren Länge. Auch mit Berührung und Vorstellungskraft kann man die Spannung und die Länge der Bänder beeinflussen. Was lebt, kann sich ändern und ist beeinflussbar.

Das Becken hat Faszien, die seine Innenwände auskleiden, die sogenannten Beckenwandfaszien (parietale Faszien). Faszien und Bänder, die Organe umhüllen, verbinden und tragen, sind die Beckeneingeweidefaszien (endopelvine Faszien). Darunter befinden sich die Faszienhülle der Vorsteherdrüse (Prostata) und die faszialen Scheidewände zwischen der Vagina, dem Mastdarm und der Harnblase. Die Beckenwand- und Beckeneingeweidefaszien haben viele Verbindungen untereinander. Faszien verdicken sich in bandartige Strukturen, welche in Pfeilern oder Schienen organisiert sind. Das Wort Band versteht sich als kollagenreiches Bindegewebe mit etwas glatter Muskulatur, nicht wie ein typisches Band, das Gelenke stabilisiert.

Das wichtigste seitliche Band im weiblichen Körper ist das Kardinalband *(Ligamentum cardinale)*, eines der stärksten Bänder des Körpers. Ein weiteres wichtiges Band ist das Kreuzbein-Gebärmutterband *(Ligamentum sacrouterinum).* Beim Mann gibt es das Schambein-Vorsteherdrüsenband *(Ligamentum puboprostaticum)* und bei der Frau das Schambein-Blasenband *(Ligamentum pubovesicale)* sowie das Blasen-Gebärmutterband *(Ligamentum uterovesicale).* Wie erwähnt enthalten diese Bänder glatte Muskelfasern mit einer gewissen Fähigkeit, sich anzuspannen. Man könnte sie also als dynamische Bänder bezeichnen. Die Vorstellung, dass sie sich etwas straffen können, ist durchaus berechtigt.

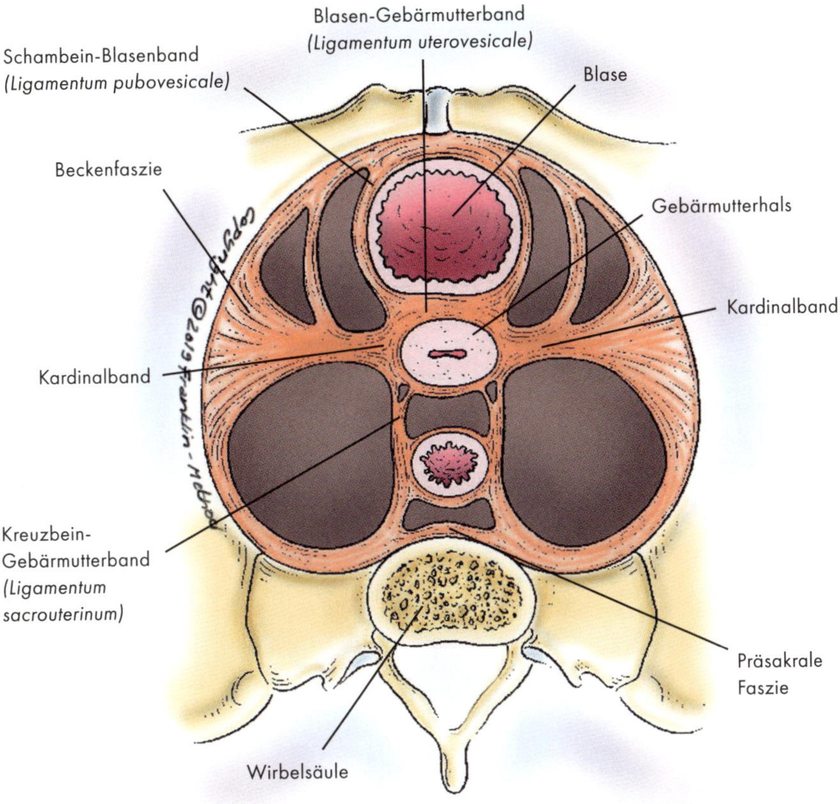

Die Bänder des weiblichen Beckens von oben

Bänderstraffung für Frauen

1. Legen Sie die Hand vorn auf den Bereich des Schambeins und stellen Sie sich vor, dass ein dynamisches Band die Blase mit dem Schambein verbindet. Spüren Sie, wie dieses Band aktiv wird und seine Spannung erhöht. Die Blase wird dadurch etwas angehoben.

2. Legen Sie eine Hand auf das Kreuzbein und stellen Sie sich ein dynamisches Band zwischen Kreuzbein und Gebärmutter vor. Stellen Sie sich vor, wie dieses Band die Gebärmutter trägt und leicht anhebt.

3. Legen Sie beide Hände auf die Beckenseiten. Stellen Sie sich vor, wie die Gebärmutter vom Kardinalband von beiden Seiten getragen wird. Das Band erhöht die Spannung und liftet ganz leicht die Gebärmutter.

Kreuzbein-Sitzhöckerband aktivieren

1. Stellen Sie sich zwei starke paarige Bänder vor, die beide Seiten des Kreuzbeins mit den Sitzhöckern verbinden.

2. Berühren Sie Sitzhöcker und Kreuzbein und stellen Sie sich vor, dass die Verbindung zwischen diesen beiden Knochen straffer wird. Das Gefühl lässt sich mit dem festeren Binden von zu lockeren Schnürsenkeln vergleichen.

3. Nehmen Sie wahr, wie das Kreuzbein angehoben wird, sogar die Lendenwirbelsäule bekommt mehr Auftrieb. Imaginieren Sie, wie die Straffung des Kreuzbein-Sitzhöckerbandes auf den Beckenboden wirkt.

Bänder-Wippen

1. Legen Sie die Hand vorn auf den Bereich der Schambeine und hinten auf das Kreuzbein. Stellen Sie sich vor, wie eine bindegewebige Straße von Bändern Schambein und Kreuzbein miteinander verbindet. In dieser Verbindung sind die Beckenorgane aufgehängt.

2. Führen Sie mit den Beinen kleine Wippbewegungen aus und stellen Sie sich vor, wie die Organe, Blase, Mastdarm und Gebärmutter oder Prostata wie in einer Babyschaukel getragen werden.

3. Legen Sie die Hände seitlich auf das Becken. Stellen Sie sich vor, wie eine bindegewebige Straße von Bändern die Innenseite des Beckens verbindet und die Gebärmutter und den Gebärmutterhals trägt.

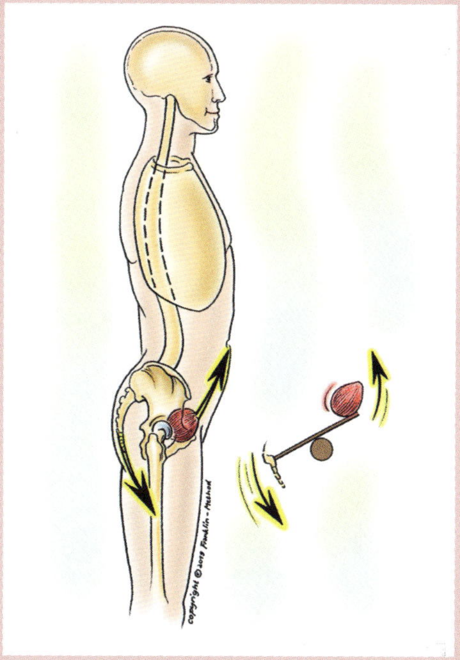

Die Steißbein-Blasen-Wippe

4. Führen Sie mit den Beinen kleine Wippbewegungen aus und stellen Sie sich vor, wie die Gebärmutter wie in einer Babyschaukel getragen wird.

5. Legen Sie eine Hand vorn auf den Bereich der Schambeine und hinten auf Kreuzbein und Steißbein. Erinnern Sie sich an die Organwippe im Oberbauch (siehe Seite 126) und verwenden Sie diese Erfahrung, um die Blase zu liften. Blase und Steißbein sind auf der Gegenseite einer imaginären Wippe. Lassen Sie das Steißbein nach unten sinken und stellen Sie sich vor, wie dies Ihre Blase auf der Gegenseite der Wippe nach oben trägt. Sie können das Becken sanft schaukeln, um diese Bewegung zu fördern.

6. Spüren Sie nach, was sich in Ihrer Haltung und im Gang verändert hat.

DIE TIEFSTE ODER ÄUSSERSTE SCHICHT DES BECKENBODENS

Sie wissen nun, dass der muskuläre Beckenboden *(Diaphragma pelvis)* wie eine Hängematte oder ein Trichter ausgelegt ist. Darunter liegt der Damm, der vorn von den Schambeinen, seitlich von den Sitzbeinhöckern und hinten vom Rand des großen Gesäßmuskels begrenzt wird. Im vorderen Dreieck des Damms befindet sich der tiefe und oberflächliche Dammraum mit seinen assoziierten Muskeln. Im hinteren Dreieck liegt der äußere Schließmuskel des Afters, umgeben von Polsterfett. Und was befindet sich darunter? Die Muskeln des oberflächlichen Dammraums sind mit einer Muskelfaszie bedeckt (Buck-Faszie). Darunter liegt der subkutane Dammraum. Er wird von einer starken Faszie nach unten begrenzt, der Colles-Faszie.

ALLE ETAGEN DES BECKENBODENS

Der Beckenboden besteht nicht nur aus einer einzigen Schicht, sondern aus vielen Böden. Alle sind an der Kontinenz und Stabilität der Organe, Gelenke und Knochen des Beckens in irgendeiner Form beteiligt. Bei den Übungen beginnen Sie von unten und steigen nach oben auf. Alle unten genannten Strukturen außer der Colles-Faszie wurden bereits im Detail besprochen.

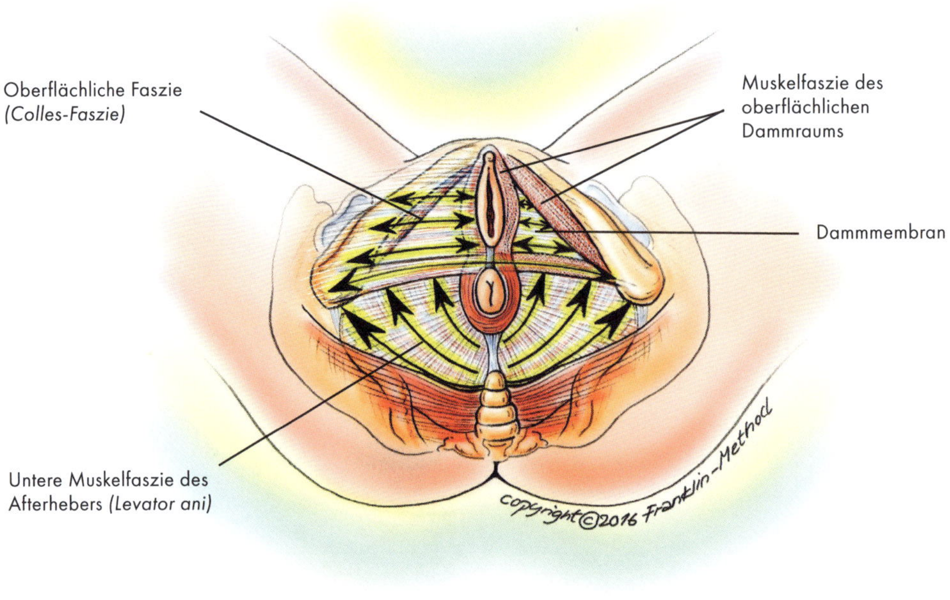

Die Faszien des Beckenbodens von unten gesehen

Die Etagen des Beckenbodens imaginieren

1. Stellen Sie sich alle folgenden Faszien, Muskeln und Schichten vor. Zuunterst im Becken befindet sich die Haut und Unterhaut, gefolgt von der Colles-Faszie. Die Colles-Faszie ist eine sogenannte oberflächliche Faszie. Im Beckenboden ist sie aber besonders stark ausgebildet und hat Verbindungen zu entsprechenden Faszien in Bauch und Rücken. Die Colles-Faszie umhüllt den subkutanen Dammraum.

2. Im Urogenitaldreieck stellen Sie sich Folgendes vor: Die oberflächliche Dammfaszie *(Fascia perinei superficialis)* umhüllt die Muskeln des oberflächlichen Dammraums *(Spatium superficiale perinei)*, also den Schwellkörpermuskel und den Sitzbein-Schwellkörpermuskel.

3. Als Nächstes im Aufstieg folgt die starke Dammembran *(Membrana perinei)*. Oben an der Dammmembran befindet sich der tiefe Dammraum *(Spatium profundum perinei)*.

4. Im Analdreieck gibt es nur Polsterfett, Gefäße, Nerven und den äußeren Aftersphinkter.

5. Es folgt im ganzen Dammbereich die untere Faszie des Beckenzwerchfells *(Fascia inferior diaphragma pelvis)*, das Beckenzwerchfell mit Afterheber und Sitzbeinstachel-Kreuzbeinmuskel *(Coccygeus)*, die oberflächliche Faszie des Beckenzwerchfells, die dicker ist als die untere, die Beckenwandfaszie, die viszeralen Faszien mit den Beckenorganen, die Stützbänder der Organe und der Boden des Bauchfells *(Peritoneum)*. Dieser hat sogenannte Duplikaturen, Doppelschichten von Bauchfell, die auch die Gebärmutter stützen. Sie werden Bänder genannt, was aber nicht ganz richtig ist. Das wichtigste ist das breite Band *(Ligamentum latum uteri)*, das den Uterus und anhängende Strukturen an der Beckenwand befestigt.

6. Stellen Sie sich vor, wie all diese Schichten schwebend und stark die Organe und Leitungsbahnen tragen und stützen und flexibel genug sind für Geburt und Beweglichkeit des Beckens und der Hüfte.

Bauchfaszie und Colles-Faszie spüren

1. Legen Sie sich im Stehen die Hände auf den Bauch.

2. Ziehen Sie die Bauchhaut nach oben, indem Sie die Hände etwas nach innen drücken und nach oben gleiten.

3. Spüren Sie, wie dieser Zug sich bis in den Beckenboden auswirkt. Dies passiert, weil die oberflächliche Bauchfaszie mit der des Beckenbodens verbunden ist.

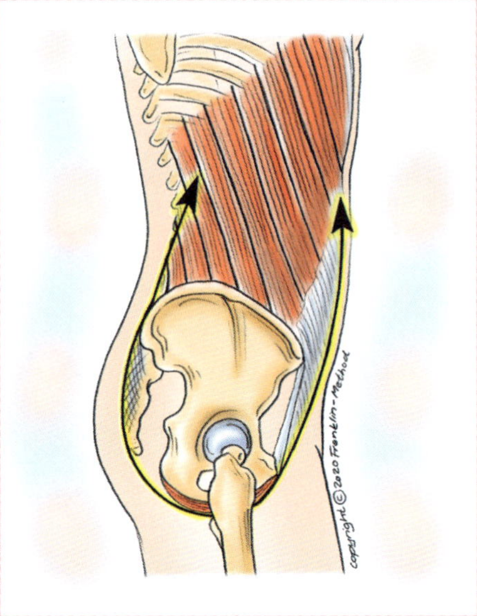

Die Faszien des Beckenbodens haben vielfältige Verbindungen zu den Muskeln und Faszien des Bauches, des Rückens und der Beine.

Beckenboden und Adduktoren des Beins imaginieren

1. Stellen Sie ein Bein auf einen Hocker oder einen Stuhl. Imaginieren Sie die Verbindung zwischen den inneren Oberschenkelmuskeln (Adduktoren) und dem Beckenboden.

2. Beugen und strecken Sie das Hüftgelenk und die Knie und spüren Sie den Zug vom Beckenboden bis zum Knie und weiter.

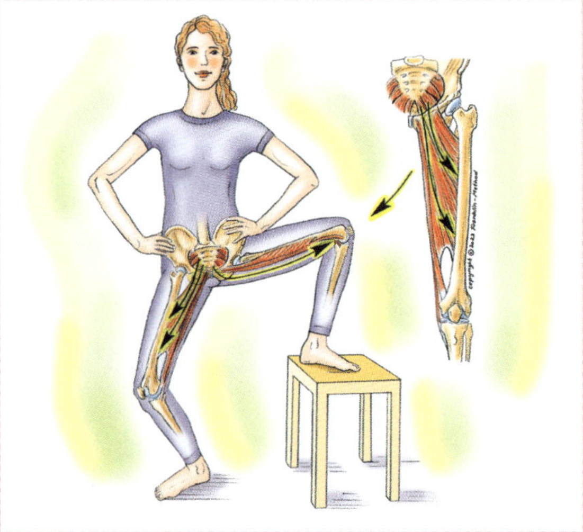

Beckenboden und Adduktoren

8

ALLTAG FÜR DEN BECKENBODEN

Beckenbodentraining findet auch im Alltag statt, wenn man sich darauf fokussiert. Allein das Aufstehen von einem Stuhl und das Hinsetzen ist ein ziemlicher Kraftaufwand für alle beteiligten Muskeln. Eine Wanderung ebenfalls, vor allem, wenn es bergauf und bergab geht. Im Alltag gibt es also immer wieder Gelegenheiten, welche man nutzen kann, um mehr Fitness ins Becken zu bringen.

HINSETZEN UND AUFSTEHEN

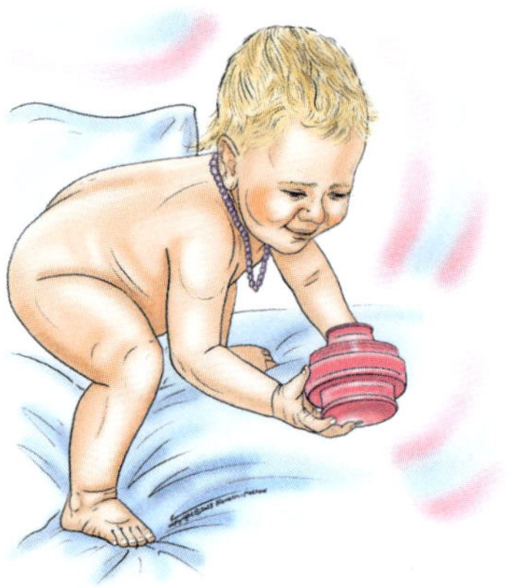

Kind beim Heben eines Objektes

Wenn beim Aufstehen der Beckenboden eng bleibt, kann das Hüftgelenk nicht richtig eingesetzt werden. Der Rücken muss als Ersatzhüftgelenk hinhalten und sich zu stark beugen, wozu er aber nicht gebaut ist. Kinder sind Meister im Einsatz des Beckenbodens. Sie dehnen den Beckenboden und können so die Hüftgelenke optimal einsetzen. Ist der Spreizeffekt der Windeln dafür verantwortlich oder weiß der Körper von Anfang an, wie man das macht?

Beim Anheben eines schweren Objekts kann man die Wirbelsäule nur auf gesunde Weise einsetzen, wenn der Beckenboden mitmacht. Der Rücken ist am besten geschützt, wenn man ihn gestreckt einsetzt, mit einem ganz leicht nutierten Kreuzbein. Dies stabilisiert das Darmbein-Kreuzbein-Gelenk und macht es fester für das Tragen von Lasten. Ohne Elastizität im Beckenboden gibt es nur eine ungenügende Hüftgelenksbeweglichkeit, um die Hände zum Objekt zu bewegen. Das Resultat: Die gekrümmte Lende muss als Lastenträger hinhalten, früher oder später stellt sich eine Abnutzung ein, gefolgt von der Begleitpost Schmerz.

Aufstehen und Hinsetzen mit Beckenbewusstsein

1. Setzen Sie sich auf einen Stuhl, idealerweise sind die Oberschenkel etwa waagrecht. Neigen Sie sich nach vorn, um aufzustehen, und stellen Sie sich vor, wie sich der Beckenboden ausweitet. Die Sitzhöcker weichen zur Seite und das Steißbein schwingt zurück. Verlagern Sie das Gewicht auf die Beine; im ersten Augenblick weitet sich der Beckenboden noch. Wenn Sie sich dann ganz aufrichten, wird der Beckenboden wieder etwas enger.

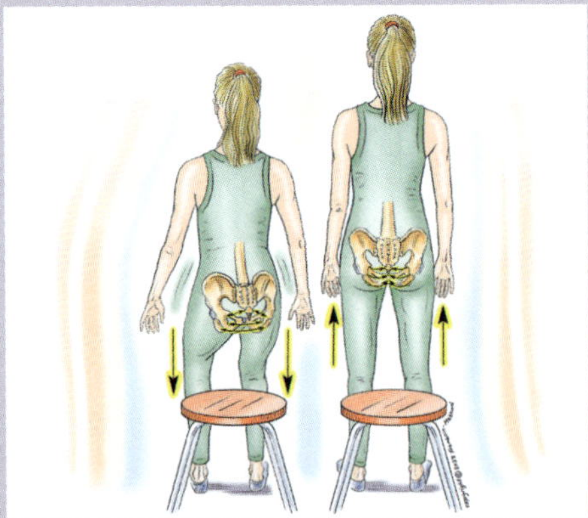

Aufstehen und Hinsetzen mit Beckenbodenpower

2. Beim Hinsetzen weitet sich der Beckenboden, bis Ihr Gesäß auf dem Stuhl aufliegt. Er wird wieder etwas enger, wenn Sie aufrecht auf dem Becken sitzen.

Stuhlfläche aus Lehm

1. Setzen Sie sich auf einen Stuhl. Stellen Sie sich vor, die Sitzfläche sei aus Lehm. Spüren Sie, wie die Sitzhöcker langsam in den Lehm hineinsinken und kleine Dellen verursachen. Verlagern Sie das Gewicht von einer Beckenseite zur anderen und vertiefen Sie diese Dellen.

2. Spüren Sie, auf welcher Seite Ihre Sitzhöcker mehr »Kraft« haben, um in den Lehm zu drücken. Versuchen Sie, beide Sitzhöcker gleich stark zu machen.

Sitzhöcker über dem Abgrund

1. Setzen Sie sich auf einen flachen Stuhl, sodass nur die linke Beckenhälfte auf der Stuhlfläche ruht. Der rechte Sitzhöcker ist in der Luft. Berühren Sie, so gut es geht, den rechten freien Sitzhöcker mit der rechten Hand oder kommen Sie wenigstens in seine Nähe.

2. Schwingen Sie den rechten Sitzhöcker nach vorn und wieder zurück, wie das schwere Pendel einer Kuckucksuhr. Gleichzeitig lassen Sie auch den rechten Arm und den Unterkiefer nach unten hängen und pendeln den Arm vor und zurück.

3. Setzen Sie sich wieder ganz auf den Stuhl und vergleichen Sie die beiden Körperseiten. Wahrscheinlich ist die rechte Schulter und die rechte Rückenhälfte etwas entspannter, die Beckenhälfte aufgerichteter. Wiederholen Sie die Übung auf der anderen Seite.

Sitzhöckerkneifen und Lendenwirbelsäule

1. Stehen Sie auf und setzen Sie sich wieder hin. Beobachten Sie die Veränderungen im Beckenboden. Beim Vorneigen dehnt sich der Beckenboden, beim Aufrichten in die stehende Haltung verengt er sich wieder. Beim Absetzen geschieht dasselbe in umgekehrter Reihenfolge: zuerst ein Ausweiten der Sitzhöcker, dann beim Aufrichten im Sitzen wieder eine Verengung.

2. Kneifen Sie die Sitzhöcker zusammen und stehen Sie dabei auf. Da Sie die Hüftgelenke jetzt weniger tief beugen können, müssen Sie die Lendenwirbelsäule einsetzen.

3. Heben Sie nun ein tatsächliches oder imaginäres Objekt mit Beckenbodenbewusstsein auf. Wenn Sie aufstehen, weitet sich der Beckenboden, die Hüftgelenke werden beweglich und die Wirbelsäule kann sich strecken. Wenn das Objekt einmal aufgehoben ist, bringen Sie die Sitzhöcker zueinander, um das Kreuzbein aufzurichten (Gegennutation) und die Scherkräfte in der unteren Wirbelsäule zu minimalisieren.

Beckenbodenpower schont die Knie

1. Wenn die Beckenpower fehlt, so sind die Knie vermehrt belastet. Der Gedanke »Knie strecken und beugen« ist weniger vorteilhaft als die Vorstellung, eine Antriebskraft im Beckenboden zu besitzen.

2. Visualisieren Sie eine Hebebühne unter den Sitzhöckern. Diese trägt das Becken nach unten, wenn Sie die Beine beugen, und wieder nach oben, wenn Sie die Beine strecken.

3. Brauchen Sie ein kraftvolleres Bild, so verwandeln Sie die Sitzhöcker in Düsentriebwerke, die das Becken mit kraftvollem Schub nach oben transportieren. Der Düsengedanke ist bei allen Hebeaktionen einsetzbar. Wenn Sie ein schweres Objekt anheben wollen, so setzen Sie Sitzhöckerdüsen ein und entlasten damit Ihren Rücken.

Reflexe stärken den Beckenboden

1. Stellen Sie sich den Beckenboden als eine dynamische Hängematte, ein Fangnetz oder einen fliegenden Teppich vor, der zwischen den Hüftgelenken aufgespannt ist. Dies ist anatomisch nicht ganz korrekt, aber imaginativ für die Aktivierung des Beckenbodens sehr hilfreich.

2. Im Sitzen sind die Hüftgelenke geografisch gesehen höher als die Sitzhöcker. Versuchen Sie, sich beim Aufstehen im Beckenboden aufzufangen. Das ist eine Mutprobe, sozusagen. Vertrauen Sie Ihr Gewicht dem Beckenboden als dynamischem Netz an. Lassen Sie sich vom vorderen Rand des Stuhls ein ganz wenig nach unten fallen und vom Beckenbodenfangnetz wieder nach oben tragen.

3. Setzen Sie sich wieder hin und rutschen Sie mit den Sitzhöckern erneut vorn an den Rand des Stuhls. Es gibt jetzt einen Augenblick beim Aufstehen, in dem Sie nicht mehr auf den Sitzhöckern sind, aber auch noch nicht auf den Beinen, also im Niemandsland.

4. Schieben Sie Ihr Gewicht beim Aufstehen zunächst über den Rand des Stuhls nach vorn und vertrauen Sie sich ganz den Reflexen des Beckenbodens und der Beine an. Lassen Sie sich in die elastische Beckenbodenhängematte fallen. Der Rest passiert wie von selbst und Sie stehen auf. Setzen Sie sich wieder hin, getragen vom Beckenboden.

5. Zum Schluss noch eine belebende Imagination für die Muskeln des Beckenbodens: Beim Strecken der Beine nähern sich die Sitzhöcker an, das Steißbein bewegt sich Richtung Schambein. Muskulär gesehen bedeutet dies eine Verkürzung oder ein Ineinandergleiten aller Beckenbodenmuskeln. Damit Sie dies besser verkörpern können, beugen Sie beim Aufstehen den Ellbogen. Spüren Sie, wie sich der Bizeps (und der Brachialis) verkürzen. Beim Hinsetzen strecken Sie den Ellbogen, der Bizeps verlängert sich. Versuchen Sie, aus der Kraft der Beckenbodenmuskeln aufzustehen.

6. Wiederholen Sie das Verkürzen und Verlängern von Bizeps und Beckenboden beim Aufstehen und Hinsetzen fünfmal. Bestimmt werden Sie nachher ein klareres Gefühl für die Aktivität der Beckenbodenmuskeln haben.

Aufstehen von den Körperböden

1. Visualisieren Sie drei wichtige Etagen oder Böden im Körper: Beckenzwerchfell, Atmungszwerchfell und die erste Rippe.

2. Beim Aufstehen spüren Sie, wie die Kraft sukzessive durch die Etagen wandert: vom Beckenboden zum Zwerchfell und zur ersten Rippe.

3. Beim Hinsetzen landen Sie durch die Etagen in der umgekehrten Reihenfolge: erste Rippe, Zwerchfell, Beckenboden.

4. Wiederholen Sie das Aufstehen und Hinsetzen durch die Etagen oder Böden fünfmal.

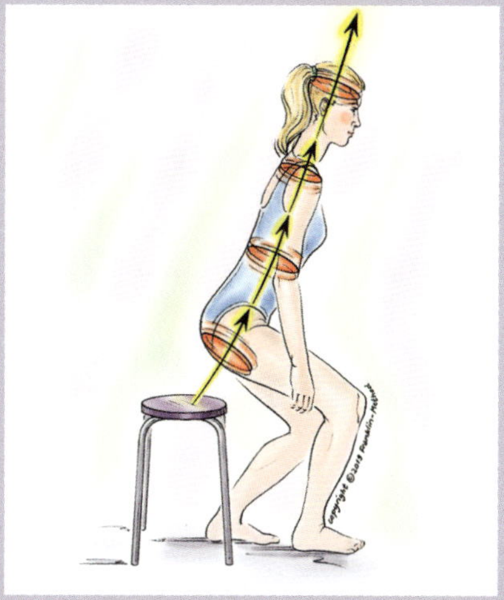

Aufstehen mit Visualisierung der Körperböden

GEHEN, WANDERN, SPRINGEN UND TREPPENSTEIGEN MIT BECKENBODENPOWER

Zum Schluss dieses Buches erhalten Sie noch einen Strauß bunter Bilder, die Sie im Alltag und bei sportlichen Tätigkeiten begleiten dürfen.

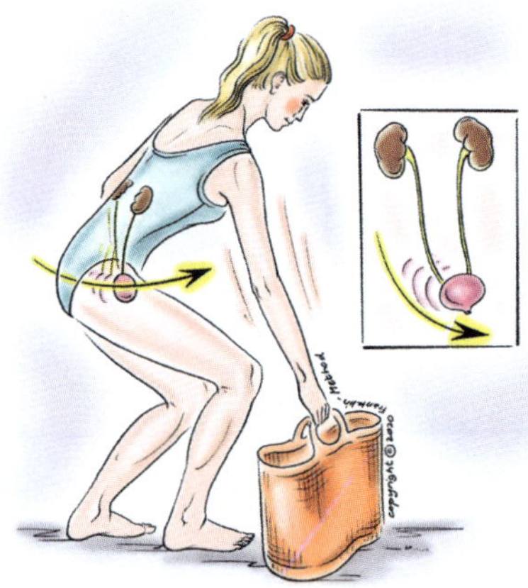

Einkaufen mit der Organschaukel: *Visualisieren Sie die beiden Nieren und die von den Harnröhren hängende Blase. Stellen Sie sich vor, dass die Blase wie eine Schaukel über die Harnröhren von den Nieren hängt. Um einen Einkaufskorb anzuheben, schwingen Sie die Blase locker unter den Nieren nach vorn. So wird der Rücken geschont und der Beckenboden ist in guter Tragelage.*

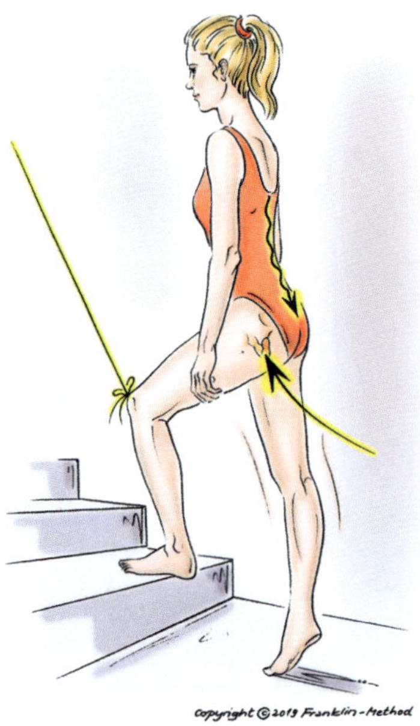

Beim ***Treppensteigen*** *können Sie den Schub für jeden Schritt von den Sitzhöckern beziehen. Der Rücken fühlt sich freier und das Hüftgelenk lockerer an, die Knie werden von einem imaginären Seil nach oben gezogen. Da wird Treppensteigen zum Genuss. Die Kraft kann aber auch an der Vorderseite des Beckenbodens ansetzen. Stellen Sie sich vor, dass ein imaginäres Seil beim Treppensteigen an den Schambeinen ansetzt und nach oben zieht. Dies sorgt für Leichtigkeit beim Treppensteigen und entlastet den Rücken.*

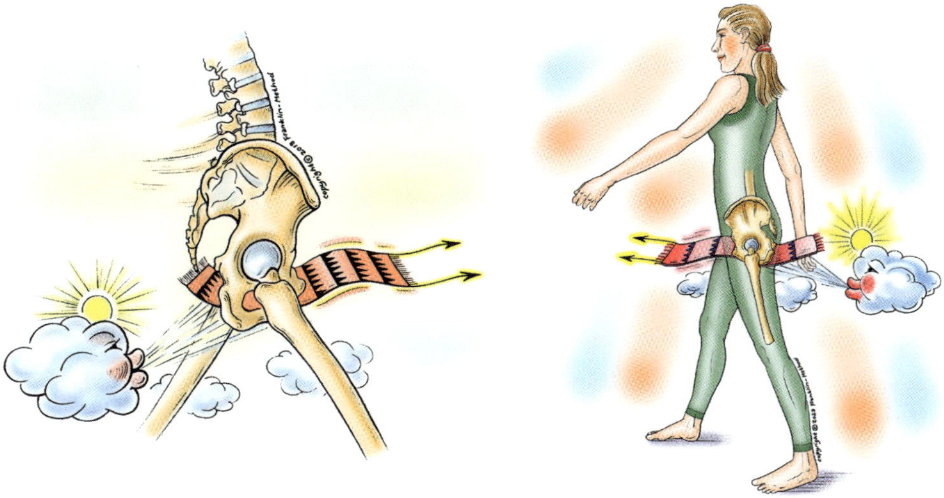

*Beim **Gehen, Springen und Joggen** können Sie sich einen fliegenden Teppich unter die Sitzhöcker zaubern. Es schwebt sich dann förmlich gelassen durch die Felder und Gassen.*

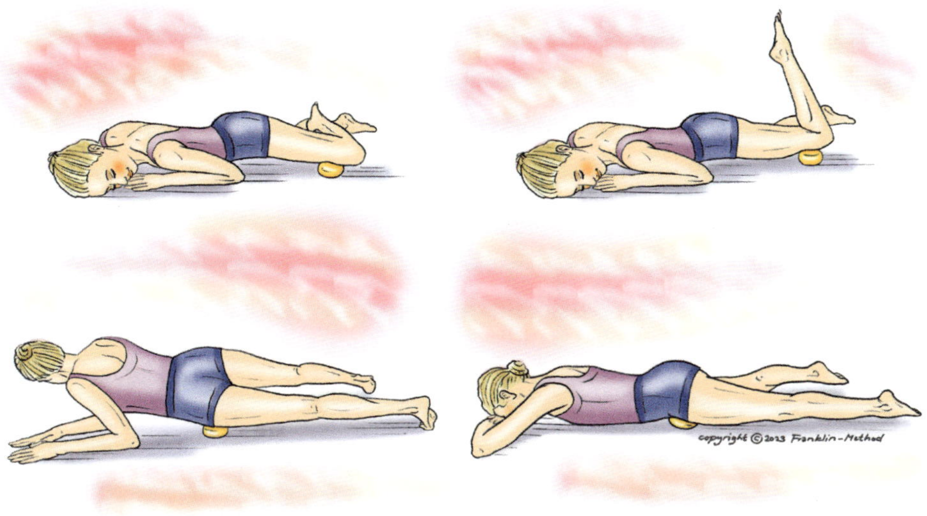

***Schlussübung:** Ballrollen zur Entspannung: Um alle Muskeln in und um das Becken zu entspannen, können Sie im Liegen einen FM-Ball (einen weichen orangen oder den wassergefüllten gelben Ball) unter den Oberschenkeln und dem Becken platzieren. Führen Sie kleine Bewegungen aus und rollen Sie den Ball in alle Richtungen. Stellen Sie sich vor, dass sich die Muskeln entspannen und schmelzen wie Vanilleeis.*

STICHWORTVERZEICHNIS

ÜBER DEN AUTOR

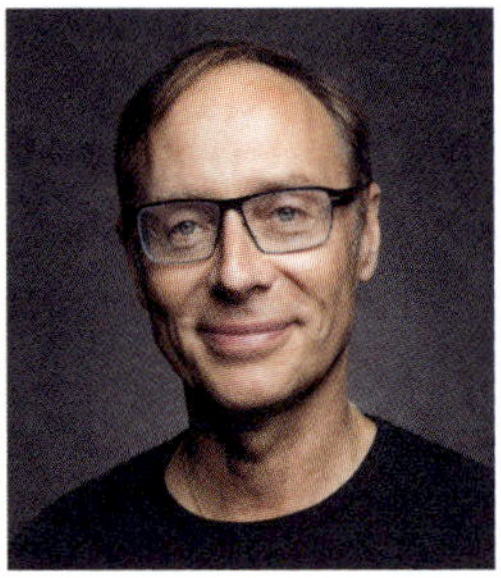

Eric Franklin ist ausgebildeter Sportwissenschaftler, Bewegungspädagoge, Diplomsportlehrer, Tänzer und Choreograf. Als Begründer der Franklin-Methode gilt er weltweit als Experte in imaginativer Bewegungspädagogik und ist unter anderem Gastdozent an der Juilliard School in New York und an der Royal Ballet School London. Zudem ist er Mitglied der International Association of Dance Medicine and Science und Autor mehrerer Bücher zu gesunder Bewegung.

INSTITUT FRANKLIN-METHODE

Besuchen Sie die Website des Instituts der Franklin-Methode, um weitere Informationen zu Ausbildung, Webinaren und Workshops zu erhalten. Vielfältige Kurse mit Themen von Kopf bis Fuß stehen regelmäßig live und online zur Verfügung – für das Wohlbefinden von Körper und Geist. Der Autor und Dozenten des Instituts der Franklin-Methode können für Veranstaltungen, Gastkurse und Vorträge engagiert werden. Bezugsquellen für Franklin-Bälle und -Bücher finden Sie ebenso auf der Website.

- Website: Franklin-Methode.ch
- E-Mail: info@franklin-methode.ch
- Instagram: @franklinmethode
- Facebook: FranklinMethode